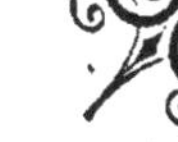

# ÉTUDE CRITIQUE

SUR LES

# RAPPORTS DU TABES DORSALIS

ET DE LA

# PARALYSIE GÉNÉRALE

PAR

**Liuba D. STOJANOVITCH**

DOCTEUR EN MÉDECINE DE LA FACULTÉ DE PARIS
ANCIEN EXTERNE DES HÔPITAUX DE PARIS
MÉDAILLE DE BRONZE DE L'ASSISTANCE PUBLIQUE

PARIS
OLLIER-HENRY, LIBRAIRE-ÉDITEUR
11, 13, RUE DE L'ÉCOLE-DE-MÉDECINE, 11, 13

1893

ÉTUDE CRITIQUE

SUR LES

# RAPPORTS DU TABES DORSALIS

ET DE LA

# PARALYSIE GÉNÉRALE

PAR

Liuba D. STOJANOVITCH

DOCTEUR EN MÉDECINE DE LA FACULTÉ DE PARIS
ANCIEN EXTERNE DES HÔPITAUX DE PARIS
MÉDAILLE DE BRONZE DE L'ASSISTANCE PUBLIQUE

PARIS
OLLIER-HENRY, LIBRAIRE-ÉDITEUR
11, 13, RUE DE L'ÉCOLE-DE-MÉDECINE, 11, 13

1893

A MES PARENTS

# ÉTUDE CRITIQUE

SUR LES

# RAPPORTS DU TABES DORSALIS

# ET DE LA PARALYSIE GÉNÉRALE

## INTRODUCTION

Baillarger, dans ses remarquables travaux sur la paralysie générale, est le premier qui ait soulevé la question des rapports de la paralysie générale et du tabes.

En 1892 cette question est revenue à l'ordre du jour à la Société médicale des hôpitaux et y donna lieu à une discussion fort intéressante.

Un premier point en ressort très clairement, c'est qu'il est rare de rencontrer réunies, chez le même sujet, les deux affections.

Quant à savoir si, dans ces cas, il s'agit de l'association de deux maladies distinctes chez le même sujet, ou de l'évolution d'une seule et même maladie qui serait, en quelque sorte, généralisée en envahissant tout le système nerveux central, il y eut divergence.

En effet, tandis que M. Raymond se demandait « si le tabes et la paralysie générale ne sont pas une même maladie » et semble se rattacher à cette opinion, MM. Joffroy et Ballet soutiennent, au contraire, qu'il ne s'agissait là que de la coexistence de deux affections nerveuses distinctes, c'est-à-dire d'une de ces associations que l'on rencontre si fréquemment en neuropathologie.

Nous sommes, maintenant, en présence des deux opinions : l'une classique, d'après laquelle ces deux affections doivent rester indépendantes aussi bien à l'état combiné qu'à l'état isolé ; l'autre récente, d'après laquelle ces deux affections prétendues indépendantes n'en feraient qu'une seule et unique.

Sous l'inspiration de notre cher maître, M. le Dr Joffroy, nous avons cru qu'il serait intéressant de prendre cette question de rapport, entre ces deux affections, pour sujet de notre thèse.

Notre première idée fut de rassembler toutes les observations, concernant ces cas, publiées jusqu'à nos jours, et ce travail était déjà achevé lorsqu'une grave maladie nous empêcha de le présenter aussitôt.

Depuis, nos idées ont changé.

Nous avons cru qu'il serait plus utile de faire un travail critique, basé sur la clinique et la topographie des lésions, pour voir ce qu'il faut penser de ces états morbides particuliers.

Certes, nous ne prétendons pas résoudre définitivement cette question encore en litige sur bien des points ; nous avons essayé seulement d'apporter des éléments et raisons qui nous engagent à considérer, jusqu'à plus ample informé, ces deux affections comme indépendantes et cela sous quelques formes qu'elles se présentent.

Nous sommes, maintenant, d'autant plus engagés à le présenter qu'un autre travail, inspiré par M. Raymond, vient d'être soutenu à la Faculté de médecine de Paris.

Avant d'entrer dans la question, nous tenons à remercier tous nos maîtres des Hôpitaux et de la Faculté qui nous ont guidé dans l'étude vaste et difficile de la médecine.

Nous ne saurons, cependant, nous dispenser de citer les noms de ceux qui ont plus particulièrement pris part à notre instruction. C'est d'abord M. le Dr Joffroy, professeur agrégé, qui a été pour nous, non seulement un maître, mais un ami, car il nous l'a maintes fois prouvé. Aussi, nous le prions de vouloir bien considérer ce travail comme un faible témoignage de notre profonde reconnaissance.

Nous remercions, de même, nos autres maîtres d'externat, M. le Dr Sevestre et M. le professeur Jaccoud.

## CHAPITRE PREMIER

### 1

### HISTORIQUE.

C'est à E. Horn (1), le même qui a donné la première observation assez complète, avec autopsie, du tabes vulgaire, que nous devons la première observation, également avec autopsie, du tabes avec paralysie générale. Cette observation est classique et se trouve à la tête de tous les ouvrages qui traitent de cette question. Il s'agit, en effet, d'un homme, âgé de 40 ans, qui présentait depuis plusieurs années les principaux symptômes tabétiques, tels que : douleurs fulgurantes, perte de la sensibilité tactile, sentiment de pesanteur dans le bassin et sur l'anus, démarche difficile, oscillante, incoordination, secousses convulsives dans les membres inférieurs, enfin amblyopie et vertiges, lorsqu'il fut pris d'hallucination, de délire exalté, d'embarras de la parole, de paralysie des sphincters et enfin d'aliénation complète. Plus tard, paralysie des quatre membres et démence ; mort quatre ans après le début des troubles psychiques et treize ans après l'apparition des symptômes tabétiques. Horn.

1. Horn's Arch. Berlin, 1833, p. 33. V. Jaccoud : *La paraplégie et ataxie du mouvement*. Paris, 1864, pp. 567 et 625; *id. Traité de la path. interne*, t. II.

Autopsie (faite à l'œil nu) : atrophie de la moelle dans toute sa longueur, avec foyers de ramollissement dans la région dorsale ; atrophie des bandelettes, du chiasma et des cordons optiques ; coloration rouge, brunâtre dans l'intérieur des couches optiques ; injection et coloration brunâtre de la substance cérébrale ; hyperhémie des méninges cérébrales et épanchement de sérosité dans leur intervalle.

Cette observation, comme on le voit, est assez complète pour qu'on puisse, sans hésitation, la considérer comme le premier cas authentique de tabes avec paralysie générale. Au point de vue symptomatologique, elle est même plus complète que beaucoup d'autres, publiées plus tard, qui, sans même être accompagnées d'autopsie, véritable signature de la maladie, sont, cependant, considérées comme authentiques.

Quant aux lésions, sans doute elles ne sont pas tout à fait démonstratives ; mais étant donnée l'époque où elles ont été décrites, elles donnent suffisamment une idée de leur nature.

Pendant assez longtemps après cette publication, les auteurs, qui se sont occupés des affections du système nerveux, semblent avoir ignoré et le cas publié par Horn, et la possibilité de cette association morbide, car dans la littérature médicale de cette époque-là, on ne trouve rien ou à peu près qui ait trait à ce sujet.

Romberg. Ainsi, Romberg entre autres, qui a le premier donné sur le tabes dorsalis, une description très bonne et assez complète d'ailleurs, soutenait encore en 1837 que les fonctions

1. Romberg ; *Lehrbuch der Nervenkrank. des Menschen*. Berlin, 1837, 3e Ed. 1857, t. II.

psychiques dans le tabes ne sont presque jamais troublées ou du moins exceptionnellement.

Steinthal (1) parle du caractère gai et de la bonne humeur des tabétiques; toutefois il considère la naïveté et la faiblesse d'esprit comme des symptômes constants de tabes dorsalis. Steinthal.

Ce n'est qu'à partir de la seconde moitié de notre siècle, lorsqu'on eut appris à mieux connaître le tabes, qu'on commença à signaler, de temps en temps, des cas isolés de tabes compliqué d'aliénation mentale ou de démence.

C'est ainsi que, dans une séance de la société des médecins aliénistes de Vienne, on signale pour la première fois, en 1853, le cas d'un tabétique, âgé de 32 ans, qui présentait pendant la vie des troubles mentaux suivants : Affaiblissement de la mémoire, délire de persécution, délire anxieux avec exaltation prononcée; hallucination de la vue avec macromégalopsie ; puis tremblement général et paralysie de l'œsophage.

*Diagnostic.* — « Démence avec paralysie. »

*Autopsie :* Infiltration des méninges cérébrales très prononcée ; dégénérescence des cordons postérieurs dans toute leur longueur; ramollissement partiel et une apparence gélatiniforme avec beaucoup de corpuscules des cordons latéraux.

L'année suivante (1857) on rapporte, à la même société,

1. Steinthal; *Beiträge zur Geschichte der Tabes dorsalis*, in *Hufeland's journal*. Juillet et août. Berlin, 1844.

2. *Aerztliche Bericht über die K. K. Irren-Heil und Pflege Anstalt Zu Wien*, 1853, 1853. Vienne 1858, p. 218.

l'observation d'un « dément paralytique », chez qui on a trouvé à l'autopsie une atrophie de la moelle (1).

De même, en 1855, on présente la moelle d'un épileptique avec un commencement de la sclérose des cordons postérieurs (2).

A la même époque on signale, très brièvement d'ailleurs, à la société des médecins aliénistes de Christiania (3), un cas de folie compliquée « probablement » d'une maladie de la moelle; mais l'autopsie n'a pas été faite.

Quoique très intéressantes au point de vue historique, ces observations, très écourtées d'ailleurs, ne sont, au point de vue où nous nous sommes placés, que de peu de valeur, car elles ne sont accompagnées d'aucune considération clinique ni anatomo-pathologique précise. On en est même à se demander de quelles affections il s'y pourrait bien agir. D'ailleurs, cela ne doit pas être pour nous surprendre outre mesure, car, à cette époque-là, le tabes, malgré d'importants travaux de Romberg, Türck et Rokitansky, ne possédait pas encore son autonomie clinique. Et sous le nom générique de tabes dorsalis, certains auteurs continuèrent encore pendant longtemps à décrire en bloc toutes les myélites chroniques à marche consomptive.

D'autre part, la paralysie générale, classique déjà en France, était à pareille époque, en Allemagne, encore à l'état rudimentaire, et sous le nom de « démence paralytique » on

1. *Ibid.*, p. 191.

2. *Ibid.*, p. 273.

3. *Das Bericht über die Irrenanstalt zu Christiania.* Von 1850-1856, *in Allg. Zeitschr. f. Psych.* 1860. Bd. XVIII, p. 761.

décrivait une foule d'affections cérébrales se terminant par la démence.

Combien l'ignorance et l'incertitude ont régné en maîtresses sur cette question, nous signalerons le cas de Türck — pour n'en parler que de celui-là qui passait à cette époque comme un fort connaisseur de l'anatomie pathologique du tabes — qui décrivait encore pêle-mêle, sous le nom de lésions tabétiques, les lésions les plus disparates de la moelle.

De même, Westphal, qui a le plus contribué à la vulgarisation des cas qui nous occupent en ce moment-ci, avouait franchement son ignorance complète des lésions microscopiques de la paralysie générale.

Toutefois, avec Türck la question semble prendre une nouvelle et juste direction, c'est ce qui a permis plus tard à Westphal d'aborder avec beaucoup plus de netteté ce coin si intéressant de la pathologie nerveuse. Türck.

C'est ainsi qu'en 1856, Türck communique à l'Académie des Sciences de Vienne (1), deux cas de tabes terminé par l'aliénation mentale et à l'autopsie desquels il avait trouvé à côté de la dégénérescence grise classique des cordons postérieurs, la plupart des lésions cérébrales de la paralysie générale. Mais il ajouta que, d'après lui, ces lésions cérébrales ne sont pas pathognomoniques de la paralysie générale.

Un peu plus tard il signale un troisième cas semblable (2).

Hoffmann (3), mentionne très brièvement le cas d'un Hoffmann.

1. *Sitzungsberichte der Wiener Akademie naturwissenschaf. Classe*, t. XXI, 1856.

2. *Aerztliche Berichte uber die K. K. Irrenheil und Pflege Anstalt zu Wien.* 1858.

3. Hoffmann; *Allg. Zeitsch. f. Psych.*, t. XIII, p. 209.

homme atteint depuis plusieurs années de tabes, lorsque sa mémoire se mit à baisser rapidement, si bien que quelque temps après il était dans une démence complète.

Dans le compte-rendu sur l'état sanitaire de la ville de Francfort (1), nous trouvons, du même auteur, une courte notice sur un cas de tabes avec troubles psychiques. Il s'agit d'un homme, atteint de tabes depuis 7 ans, lorsqu'il fut pris subitement de mégalomanie très accusée avec incohérence dans les idées, actes et écriture. Au bout de trois mois ces troubles disparurent, tandis que les symptômes tabétiques persistèrent.

La même année, dans son livre sur les troubles psychiques au cours des maladies médullaires (2), ce même auteur donne l'observation avec autopsie d'un tabétique présentant la plupart des symptômes et des lésions de la paralysie générale ; mais il n'était pas bien sûr qu'il se trouvait en présence d'un tabes associé à la paralysie générale. Cette observation a été rapportée par Westphal, en 1864, comme telle.

Joff. A cette époque-là Joff (3) connaissait déjà des lésions microscopique de la paralysie générale. De 1857, en effet, il insistait, après Rokitansky, sur la prolifération du tissu interstitiel et l'augmentation de ses noyaux. Il faisait même jouer, au tissu proliféré, un rôle important dans la métamorphose et la disparition des éléments nerveux et plus particulièrement

1. *Jahresberichte über die Verwaltung des medicinal Wesen der freien Stadt Frankfort pro*, 1859, t. III. Francfort, S. M. 1861, p. 274.

2. Hoffmann ; *Erfarungen über Seelen-Störungen*... Francfort, S. M., 1859, p. 112.

3. Joff. *Wiener Zeitsch. der Geselsch. der Aerzte.*, 1857, p. 707 ; *ibid.*, 1860, p. 21.

des tubes superficiels de l'écorce. C'est lui encore qui commença à examiner méthodiquement la moelle des paralytiques généraux. La moelle de ces derniers peut, d'après lui, se présenter sous deux formes principales, suivant que le processus a été aigu ou chronique. Dans le premier cas, la moelle est molle, perd sa couleur blanchâtre et devient d'un jaune sale ; dans l'autre, au contraire, elle est ferme et la surface de la coupe est comme granuleuse. Dans cette dernière forme le tissu interstitiel prolifère abondamment et étouffe les tubes nerveux, qui se mettent d'abord à dégénérer, puis disparaissent complètement.

Mais autant il connaissait les lésions paralytiques autant il ignorait ou plutôt niait la possibilité de la coexistence de celle-ci avec le tabes. En effet, toutes les lésions médullaires, dit-il, qu'on trouve chez les paralytiques généraux — et quelles qu'elles soient d'ailleurs — appartiennent en propi à la paralysie générale. Car celle-ci, ajoute-t-il encore, qu'elle débute par la moelle ou par le cerveau peu importe, finit toujours par envahir tout l'axe cérébro-spinal.

Parmi les lésions les plus disparates de la moelle qu'il décrit, dans la paralysie générale, nous trouvons un cas de sclérose grise des cordons postérieurs.

Il s'agissait d'une femme, âgée de 63 ans, qui se plaignait depuis 8 ans d'une faiblesse extrême des membres inférieurs, lorsque, sans cause apparente, elle fut prise d'une irritabilité excessive qui la rendait insupportable. En même temps sa mémoire devenait infidèle ; puis sa parole commença à s'embarrasser et devint comme saccadée. Station debout difficile, tandis que, couchée, elle exécutait encore bien tous les mouvements avec les membres inférieurs. Sensibilité diminuée ; pupilles étroites. Incohérence de la parole et démence complète ; enfin, mort quatre ans après le début des troubles psychiques.

*Autopsie.* — Epaississement et œdème des méninges cérébrales sans adhérence au cerveau ; hydropisie ventriculaire.

Moelle atrophiée et ramollie. Cordons postérieurs dégénérés ; beaucoup de corpuscules granuleux dans les cordons latéraux.

Cette observation a été rapportée par Westphal, en 1864, comme un exemple authentique de combinaison de ces deux affections.

Ainsi donc, Joff avait bien vu et décrit — sans s'en douter d'ailleurs — un cas type de tabes associé à la paralysie générale. Seulement, comme il considérait cette dernière comme une affection générale, au sens le plus large du mot, de tout l'axe cérébro-spinal, il ne pouvait pas, naturellement, admettre que dans certains cas, à côté des lésions vulgaires des cordons postérieurs, il pût exister un tabes type.

Eisenmann (1) décrit, de son côté, chez les tabétiques, des hallucinations avec des attaques d'incohérence suivies de dépression et anxiété mélancolique, survenant brusquement et disparaissant de la même façon, ne laissant aucune trace. Dans un cas de tabes, datant depuis 8 ans, il a même noté : convulsions, irritabilité, embarras de la parole, exaltation, hallucination et délire furieux. Amélioration durant trois mois, puis retour des mêmes accidents avec alternatives d'idiotie et de manie ; mort d'asphyxie.

1. Eisenmann. *Die Bewegungsataxie.* Wien, 1863, pp. 121 et 139

Leyden (1), signale la même année un cas de tabes, datant depuis plusieurs années, qui se complique, quatre semaines avant la mort du malade, de délire et d'embarras de la parole.

De même, Friedreich (2), note chez un tabétique de l'embarras et de la difficulté de la parole avec tremblement de la langue.

Westphal.

C'est seulement alors et après tant d'hésitations et de tâtonnements que Westphal fit paraître son important travail, qui marque la nouvelle époque dans l'histoire du tabes.

C'est le premier travail où les symptômes — avec un luxe de détail étonnant d'ailleurs — ont été méthodiquement analysés et les lésions minutieusement examinées, du moins en ce qui concerne la moelle, car les lésions cérébrales n'étaient indiquées que sommairement.

Par un heureux hasard — et quoique le début du tabes eût daté depuis assez longtemps, entre sept et huit années — Westphal n'a pu, dans aucun des trois cas et malgré un examen microscopique minutieux, constater de lésions, soit dans les racines postérieures, soit dans les méninges rachidiennes.

De même, il n'existait aucune continuité entre les lésions médullaires et celles du cerveau. Ceci prouve péremptoirement que dans ses trois premiers cas il s'agissait bel et bien du tabes classique — puisque les cordons postérieurs étaient sclérosés — et de la paralysie générale, également classique, ainsi que les symptômes et les lésions cérébraux en font foi.

1. Leyden. *Die graue Degeneration der hinteren Rückenmarksstrænge*. Berlin, 1863, Obs. XXIII.

2. Friedreich. *Ueber degenerative Atrophie der spinalen Hinterenstrænge; in Virchow's arch.*, 1863, n[os] 26 et 27.

Toutefois, comme cette dernière n'a présenté qu'une durée relativement courte — variant entre huit mois et deux ans — les lésions cérébrales n'étaient pas bien prononcées. Cependant, celles qu'on a notées, suffisent amplement à sanctionner le diagnostic. En effet, on y signale : épaississement avec œdème des méninges, élargissement avec hydropysie ventriculaire, enfin granulations de l'épendyme du quatrième ventricule.

C'est en examinant la moelle des paralytiques généraux dans un but tout à fait différent, que Westphal fut amené à découvrir, chez eux, la sclérose tabétique des cordons postérieurs. Il avait remarqué, en effet, que, dans beaucoup de cas, les troubles psychiques des paralytiques généraux étaient précédés de plusieurs symptômes tabétiques, des douleurs fulgurantes entre autres. Il pensa alors à examiner la moelle afin d'en rechercher la raison. Son examen, ainsi que nous venons de voir, fut couronné de succès.

L'année suivante il publie un autre travail, beaucoup plus important, en rapportant neuf observations nouvelles.

L'impulsion étant ainsi donnée, on vit alors surgir, de toutes parts, des observations de ce genre.

Voyons, maintenant, ce qui se passe, pendant la même dériode, en France.

En France. Etant donné qu'en France la paralysie générale fut connue bien avant la publication de Horn (1), on est tenté à supposer, *a priori*, que l'association elle-même, de celle-ci avec le tabes, y dût être également de connaissance classique.

1. Bayle. *Thèse sur l'arachnitis*. Paris 1822; *id. Traité des maladies du cerveau*. Paris 1826; Calmeil : *De la paralysie considérée chez les aliénés*. Paris 1826.

Malheureusement, non. Mais ce n'est pas parce que les anciens auraient méconnu les lésions médullaires de la paralysie générale du moment qu'ils en parlent abondamment. C'est plutôt parce qu'à cette époque-là le tabes ne possédait pas encore son individualité clinique. En effet, celui-ci, comme on le sait, n'a été tiré, par Duchenne, du chaos des myélites chroniques, que vers 1858-1859. Donc, si les classiques ignoraient qu'une lésion spéciale de la moelle s'appellera plus tard le tabes dorsalis ou ataxie locomotrice progressive, ils savaient parfaitement bien que la moelle participe assez fréquemment aux lésions cérébrales de la paralysie générale. A en croire les observations ils attachaient même une grande importance aux lésions médullaires dans la production des troubles de la démarche des paralytiques. Duchenne.

Bien plus, ils n'ignoraient point que, dans certains cas, la paralysie générale peut débuter par la moelle. « Il existe certainement des cas, dit Calmeil (1), où l'inflammation débute, dans le mode chronique, par la moelle épinière, ou les mouvements et la sensibilité sont d'abord seuls altérés, où les facultés morales et intellectuelles sont ensuite compromises à leur tour, et où les derniers dérangements fonctionnels sont la conséquence évidente d'une péri-encéphalite chronique diffuse. « Nous nous empressons de signaler ces faits à l'observation, vu que l'inflammation procède dans ces circonstances de bas en haut et qu'on pourrait prendre ces faits exceptionnels pour la règle ». Calmeil.

Il en donne même plusieurs observations avec autopsie.

1. Calmeil ; *Traité pratique des maladies inflammatoires du cerveau.* Paris 1859, t. I, p. 404.

Ainsi dans un cas (Obs. XXXVII), il signale une atrophie très prononcée au niveau des neuvième et dixième vertèbres dorsales et un ramollissement dans le reste de la moelle. Dans un autre (Obs. LXXII) « les faisceaux blancs, dit-il, sont d'une fermeté remarquable ; on peut les disséquer, les tirailler sans les rompre » (1). Enfin, dans un troisième cas (Obs. XIX) les cordons postérieurs étaient ramollis dans toute la hauteur de la moelle.

Mais, dira-t-on, ce travail est de 1859 et par conséquent postérieur aux publications allemandes. Cela ne prouve rien, puisque dans son premier livre (1826) il rattachait nettement, aux lésions médullaires, certains troubles de la motilité des paralytiques (Obs. XLIX, p. 250).

Parchappe

Parchappe (2) a observé 5 cas de folie compliquée de lésions médullaires plus ou moins prononcées. Dans l'un (Obs. CCCXII) il y avait ramollissement de la partie postérieure de la moelle ; dans un autre (Obs. CCCXIII) la moelle était jaunâtre et ramollie dans toute son épaisseur. Dans les trois cas suivants les méninges seules étaient altérées.

Morel.

Morel (3) dit avoir observé un malade qui depuis deux ans présentait des symptômes d'un ramollissement de la moelle, lorsqu'il fut pris tout d'un coup de troubles mentaux de la paralysie générale ; mais l'autopsie n'a pas été faite.

C'est bien vague, nous en convenons, mais il n'en est pas moins vrai que ces observateurs sagaces — et quoi qu'on en

1. *Loco cit.*, t. I, pp, 355 et 451.
2. *Loco cit.*, t. II, p. 91.
3. Parchappe. *Traité de la folie paralytique.* Paris, 1841, p. 333.
4. Morel. *Traité des maladies mentales.* Paris 1860, p. 807.

dise — n'étaient pas tout à fait étrangers à certaines particularités dans la marche habituelle de la paralysie générale.

Bouillaud.

En 1846, Bouillaud (1) démontra que les troubles de la motilité en général, et de la paralysie générale en particulier, ne dépendaient pas toujours, comme on l'enseignait jusqu'alors, d'une paralysie musculaire, mais bien et assez souvent, d'un défaut de coordination musculaire. Puis, imitant les anciens, Gallien, Sydenham, Selle et Pinel, qui, sous le nom d'ataxie, désignaient tout ce qui était irrégulier dans la marche et forme normales des phénomènes physiologiques ou morbides, tel que l'irrégularité du pouls et de la circulation, des fièvres, etc. Bouillaud appliqua le même terme « ataxie » aux troubles et anomalies des mouvements physiologiques des muscles. Ainsi dans la chorée, l'hystérie, la paralysie générale, etc., les mouvements des membres étaient désordonnés ou ataxiques.

A partir de ce moment-là, tous les auteurs se mirent à imiter Bouillaud. Alors nous voyons Calmeil Falret, Lassègue, entre autres, désigner les troubles de la motilité des paralytiques généraux sous les noms de mouvements « mal coordonnés » ou « désordonnés » ou, enfin, « ataxiques ».

Mais nous nous empressons d'ajouter que le mot « ataxie » n'a pas été employé ici dans le sens nosologique, comme on pourrait le supposer, mais purement et simplement dans son sens éthymologique.

Ainsi nous en arrivons jusqu'en 1850, où Duchenne commença à étudier sérieusement la force des mouvements partiels dans l'état de santé et dans l'état de maladie.

1. Bouillaud, *Nosographie médicale*. T. V, p. 317, 1846.

C'est de cette façon qu'il fut amené à trouver chez certains malades, quoique en apparence paraplégiques, une force très grande dans les mouvements partiels des membres.

Ainsi et sans insister davantage sur tous les détails de sa découverte — très connue d'ailleurs — Duchenne, à force d'observer et persévérer dans sa tâche, fut conduit à trouver une nouvelle espèce clinique dont il donna en 1858-1859 une description magistrale, qui, espèce, porte, aujourd'hui, judicieusement son nom.

A l'heure actuelle on a l'habitude de reprocher aux anciens de n'avoir pas bien observé les choses. Mais, étant donnés les moyens dont ils disposaient, nous croyons, au contraire, qu'ils observaient bien et même très bien. Il ne serait même pas téméraire, nous semble-t-il, de renverser le rôle et de reprocher aux modernes leur manière d'observer.

En effet, les auteurs actuels se piquent d'honneur de deviner — plutôt que de voir — une chose là, où souvent elle n'existe même pas. En un mot, on peut dire, — et sans crainte d'exagération, — que les auteurs modernes regardent les choses de bien près, de trop près même ; aussi ont-ils souvent la douleur de constater, eux-mêmes, leurs erreurs.

Duchenne. Quoiqu'il en soit, on reproche à Duchenne d'avoir méconnu les troubles intellectuels et psychiques chez ses malades. Est-ce sa faute ? Ne vaudrait-il pas mieux dire — et on serait certainement dans le vrai — que les troubles mentaux de la paralysie générale sont très rares dans le tabes, puisque Duchenne, lui-même, n'en a pu observer un seul cas. Nous disons les troubles mentaux de la paralysie générale, car, en effet, une simple diminution de la mémoire ou bien un léger changement de caractère ne suffit pas, croyons-nous, — et quoi qu'en disent certains auteurs — pour en faire une paralysie générale. Pour s'en convaincre il suffit de voir ce qui se passe chez les paralytiques purs et simples ; il suffit aussi de voir ce qui se passe chez des individus sains. Ne change-t-on pas de caractère assez souvent — et quelquefois même à propos de rien — dans cette lutte éternelle pour l'existence. En vérité, il faut être préparé pour cela et les occasions n'en manquent pas. Mais pour être taré ou bizarre ; pour avoir même des idées de grandeur il ne s'ensuit pas qu'on est déjà paralytique général. Il faut pour cela plusieurs éléments. Eh bien, ces éléments au complet sont rares dans le tabes. Voilà ce qui a décidé Duchenne à dire que, « chez ses malades l'intégrité de l'intelligence comme l'intégrité des forces musculaires étaient un caractère très caractéristique et constant jusqu'au terme de la maladie » (1). Car, certainement, s'il avait constaté de ces troubles il l'aurait dit, comme il l'a fait lorsqu'on lui a montré (Bourdon et Luys) que la maladie, dont il a donné la description, est produite par une lésion des cordons postérieurs.

Si l'on veut lui reprocher quelque chose c'est d'avoir eu tort — si tort il y a — d'exercer, par son génie, sur les esprits contemporains, une puissance dominatrice considérable. C'est ainsi que Trousseau, qui a le plus contribué à la vulgarisation de la maladie de Duchenne, disait encore en 1861 : Trousseau.

1. Duchenne. *De l'ataxie locomotrice progressive, in Arch. génér. de méd. et chir.* Décembre 1858, p. 612 et Janv. Fév. Mars, 1859, p. 62 et suivantes.

« Nous avons deux hommes atteints de cette étrange névrose que l'on a appelée ataxie locomotrice progressive » (1).

Ailleurs (2) il disait : « En dépit des graves symptômes que je viens d'analyser, les individus affectés d'ataxie locomotrice conservent *presque* tous jusqu'à la fin l'intégrité de leurs facultés intellectuelles ».

Grisolle (3) alla même jusqu'à professer une sorte d'incompatibilité entre le tabes et la paralysie générale.

Pourtant ces cas existaient, seulement on n'osait les divulguer. Ce sont surtout les aliénistes, qui, placés dans de meilleures conditions d'observation d'une part, et forts de l'enseignement des neuropathologistes d'autre part, ouvrirent, les premiers, les combats, d'abord furtivement, ensuite publiquement.

Baillarger. C'est, en effet, M. Baillarger qui, quoique professant une très grande admiration pour le génie de Duchenne, se décida le premier à parler. S'appuyant sur un cas de Brierre de Boismont et sur cinq personnels (dont trois seulement publiés) vint un jour, à la Société médico-psychologique, entretenir ses collègues de l'opinion personnelle sur la question de rapports entre le tabes et la paralysie générale.

De ces discussions — très vives d'ailleurs et auxquelles ont pris part MM. Magnan, Bouchereau, Foville, Billod. — il est résulté que l'association entre ces deux affections est possible et même réelle. On a même établi que tantôt — et

1. Trousseau. *De l'ataxie locomotrice progressive. In Gaz. des hôp.*, n. 36, t. 17, 1861.

2. *Id. Ataxie locom. progressive. In Nouveau dictionnaire de méd. et de Chirur.*

3. Grisolle. *Traité de pathologie interne.* 9e éd., t. II, p. 365.

c'est le cas le plus fréquent — c'est le tabes qui débute, tantôt — mais plus rarement — c'est la paralysie générale qui ouvre la scène, tantôt enfin les deux affections peuvent débuter simultanément. Cette dernière forme est très rare.

Dès lors, l'attention des médecins fut attirée et on en observait des exemples un peu partout.

Ainsi donc et sans rien enlever de la gloire de Westphal, il est juste de dire que c'est à M. Baillarger et à l'école française — pour lesquels, d'ailleurs, Westphal, lui-même, invoque la priorité — que revient l'honneur d'avoir carrément rompu avec le préjugé d'alors.

Le mérite de Westphal c'est d'en avoir démontré, pièces à l'appui, la réalité.

## Observations (1).

1861. — *Baillarger;* De l'ataxie locomotrice dans ses rapports avec la paralysie générale. *in Arch. cliniques des mal. ment.*, p. 425, voir : *Gaz. des Hôp.* 1862, p. 558.

5 observ. dont une de B. de Boismont.

1862. — *Id.; In Ann. med. psych.*, t. VIII, p. 1.

2 obs. sans autopsie.

1863. — *Westphal;* Tabes dorsalis (graue Degeneration der Hinterstränge) und Paralysies univ. progressiva. *In. Allg. Zeitschr. f. Psych.* Bd. XX, p. 1.

3 obs. avec autopsie.

1864. — *Ibid.*; Bd. XXI, p. 361.

7 obs. avec autopsie ; dans l'une (Obs. II), les 3e, 5e et 6e paires crâniennes altérées.

1864. — *Topinard;* De l'ataxie locomotrice progressive.

Obs. 156, 173, 178, 203 ; 176, 189.

1866. — *Magnan;* Paralysie générale et ataxie locomotrice. *In Gaz. des Hôp.*, p. 25.

1 obs. avec autopsie.

1. Comme il nous est impossible d'insérer *in extenso*, toutes les observations publiées, bien que nous les possédions toutes, nous nous bornerons à exposer l'ordre chronologique de leur publication.

1866. — *Meschede;* Fettige Degeneration und Erweichung der hintern Rückenmarksstränge bei paralytischer Geisteskrankheit. Vorlaufige Mittheilung. *In Centralbl. f. d. Med. Wissensch.*, n° 2.

1867. — *Westphal;* Ueber die Erkrankungen des Rückenmarks bei der Allg. progress. Paralysie der Irren. *In Virchow's Arch. Bd. XXIX, XL et L*, p. 90, 592.

9 obs. dont deux sans autopsie.

1868-69. — *Th. Simon;* Ueber den Zustand des Rückenmarks in der Dementia paralytica und die Verbreitung der Knohenzellen Myelitis. *In Arch. f. Psych u. Nervenkr.* BD. *I*, p. 538 et Bd. II pp., 109 et 328.

3 obs. avec autopsie.

1869-70. — *Arndt;* Ein Beitrag zur Kenntniss der chronischen Encephalo-Meningitis; der Myelo-Meningitis der graue Degeneration und weissen Erweichung des Rückenmarks und der progressiven Muskelatrophie. *In Arch. f. psych. u. Nervenkr.* BD. *II*, p. 724.

3 obs. avec autopsie; dans l'une atrophie musc. progressive.

1870. — *Magnan;* Des relations entre les lésions du cerveau et certaines lésions de la moelle et des nerfs dans la paralysie générale, *in Gaz. des Hôp.* 22 Septem.

1 obs. avec autopsie.

1873. — *A. Foville;* De la paralysie générale par propagation. Etude des relations entre la paralysie générale d'une part, l'ataxie locom., l'amaurose, les paralysies partielles et généralisées de l'autre. *In Ann. méd. psych.* 7 Janv.

7 obs. dont 2 avec autopsie.

1875. — *Obersteiner*; Ueber die im Verlaufe der Tabes dorsualis auftretenden psychischen Störungen. in *Wiener Med. Wochensch. n.* 29 et 30.

1. obs. sans autopsie.

1875. — *Ph. Rey*; Considérations cliniques sur quelques cas d'ataxie locom. dans l'aliénation mentale. *in Ann. med. psych.*, p. 161.

3 obs. dont une avec autopsie.

1875. — *Stahl*; Ueber Paralysis universalis progressiva, verbunden mit Tabes dorsualis. *Berlin. inaug. Dissert.*

4 obs. avec autopsie.

1876. — *Hamilton (M. L.)*; The Relations of Locomotar Ataxy to General Paralysis of the Insane. in *New-York Med. Record*, p. 404.

1 obs. avec autopsie.

1878. — *Plaxon (I. W.) et Lewis (B.)*; An account of two cases of Locomotar ataxia withe Mental Symptomes simulating those of General Paralysis. in *The Journ. of. Ment. Sc.* 8 juillet.

2 obs. avec autopsie.

1878. — *Westphal*; Zur Diagnose der Degeneration der Hinterstränge des Rückenmarks bei paralytischen Geisteskranken. in *Arch. f. Psych.* u. *Nervenkr.* t. VIII, p. 514.

1878. — *Arndt*; Ueber einen eigenartigen anatomischen Befund in dem Centralnervensystem eines Geisteskranken. *Virchow's, Arch.*, t. LXXVIII, p. 196. Autopsie in Congrès des alién. de l'Allem., 1883., 17 mai (1).

1. A l'état frais : atrophie très avancée depuis les circonvolutions ascendantes, jusqu'à la queue de cheval, compliquée d'œdème très

1878. — *Caizergues;* Des myélites syphilitiques. *Th. de Montpellier*, p. 81. *Autopsie in Congrès de Reims*, 1880. Août 10. *Estorc.*

1879. — *Christian;* Paralysie générale et ataxie locomotrice. *Ann. méd. psych.*, t. II; voir : *Union méd.*, t. XVIII, p. 157.

1 obs. sans autopsie.

1879. — *Masson;* Des rapports de la paralysie générale avec l'ataxie locomotrice progressive. *Th. de Paris.*

4 obs. sans autopsie.

1881. — *Mickle;* On general paralysis of the insane consecutive to the locomotar ataxy. *The Lancet*, pp. 819 et 862.

2 obs. avec autopsie.

1882. — *Westphal;* Erkrankung der Hinterstränge bei paralytischen Geisteskranken. *Arch. f. Psych.* Bd. XII, p. 772.

2 obs.

1882. — *Fournier;* Ataxie locomotrice d'origine syphilitique. Paris, p. 248.

1 obs. sans autopsie

1884. — *Westphal;* Ueber einen Fall von spinaler Erkrankung mit Erblindung und allgemeine Paralyse. Fruh-

marquée avec état criblé caractéristique. Après durcissement : le tissu se présente sous l'aspect d'une éponge ; chaque section constitue un morceau de filigrane ; fibres et cellules très atrophiées et soudées contre les vaisseaux par le travail inflammatoire (*Arch. de Neurol.*, 1884, t. VII, p. 379).

zeitige Diagnose durch Nelweis des Fehlens Kniephänomens. *Arch. f. psych.* Bd. XV. h 3.

1885. — *Dudley* ; Two cases of spinal disease associated with insanity. *Brain. Juli.* p. 243.

1 obs. avec autopsie.

1885. — *Baillarger* ; Des rapports de l'ataxie locomotrice et de la paralysie générale. *Ann. med. psych*, juillet.

2 obs. avec autopsie.

1888. — *Strümpell* ; Progressive Paralyse mit Tabes bei einem 13. jährig Madchen. *Neurol. Centralbl.* N° 5.

1890. — *Flechsig* ; Ist die Tabes dorsalis eine « Systemerkrankung » ? *Neurol. Centralbl.* p. 33 et 72.

4 obs. avec autopsie.

1890. — *Bullen* ; Pathological anatomy of a case of tabes dorsalis with general paralysis. *Brain.* V. *XII*, p. 433.

1892. — *Raymond* ; Des rapports du tabes dorsalis avec la paralysie générale. *Bull. de la Soc. méd. des Hôp.* p. 239.

1 obs. avec autopsie (1).

1. Autopsie : Faisceaux pyramidaux altérés dans toute la hauteur de la moelle ; sclérose plus accentuée à gauche qu'à droite, elle s'étend en avant et semble se perdre dans le faisceau antéro-latéral. *Les faisceaux pyramidaux directs intacts.*

A un fort grossissement : cette sclérose (cordons post.) qui paraît si nettement systématique *prédomine autour des vaisseaux* ; il semble donc bien que cette sclérose et *périvasculaire* à son origine. La plupart des tubes nerveux se notent normaux ; un certain nombre ont un *cylindre-axe plus ou moins tuméfié* ; enfin on aperçoit quelques cylindre-axes nus qui serpentent dans une lacune claire, plus ou moins grande. — En outre : *cellules araignées* clairsemées,

*Ibid.*, p. 836.

1 obs. avec autopsie.

1893. — *Nageotte;* Des rapports du tabes dorsalis avec la paralysie générale. *Th. de Paris.*

8 obs. dont 4 avec autopsie.

En tout 108 observations de tabes avec paralysie générale. Ce nombre est relativement peu considérable par rapport au nombre énorme des tabétiques et des paralytiques seuls. En admettant même,— ce qui est peu probable,— qu'il y en ait autant ou à peu près qui dormiraient dans les cartons des médecins, le chiffre n'en justifierait pas encore la manière de voir de certains auteurs, d'après qui l'association de ces deux affections est très fréquente, presque constante.

Dans les chapitres qui suivent nous allons examiner cette question de rapports afin de voir, dans la mesure du possible, ce qu'il faut en penser.

quelques rares tubes à myéline et corps amyloïdes. — Vaisseaux très altérés. — Même sclérose dans les faisceaux latéraux. — Légère sclérose diffuse de la totalité de la moelle, sauf la substance grise. — Racines et méninges très altérées.

## CHAPITRE II

Lorsque ces deux affections, tabes et paralysie générale, viennent à se rencontrer chez un même malade, que faut-il faire ?

Faudra-t-il continuer à les considérer comme deux maladies à part, absolument indépendantes? Faudra-t-il, au contraire, les confondre, comme on vient de le faire, en une seule, sous le nom de l'une d'elles, ou sous une dénomination nouvelle? Ou bien enfin, — tout en maintenant leur indépendance à l'état isolé — ne vaudra-t-il pas mieux les regarder, lorsqu'elles sont réunies, comme une nouvelle affection, une espèce d'hybride, ainsi que le veut M. le professeur Fournier, qui donne à leur ensemble le nom de « syphilose cérébro-spinale »?

Syphilose cérébro-spinale.

Qu'il y ait une syphilose cérébro-spinale comme le propose l'éminent professeur, nous l'admettons, mais nous n'admettons pas que cette syphilose résulte de la fusion de la maladie de Duchenne et de celle de Bayle.

C'est, qu'en effet, s'il est vrai qu'il faille plusieurs causes pour déterminer une maladie, qui sera leur résultante, il n'en découle pas nécessairement que plusieurs maladies, à existence propre chacune, en détermineront une nouvelle, par le seul fait de leur coexistence chez une même personne. Si leur association a pour résultat l'affaiblissement de l'organisme sur lequel elles portent, elles n'en restent pas moins indépendantes avec leurs caractères essentiels distincts. Tout au plus si l'une d'elles consentira à garder le silence pendant que l'autre occupe la scène morbide ; mais ce n'est là qu'une simple concordance, car, nous le répétons, ces affections ne sauraient influer l'une sur l'autre au point que la première, par exemple, pût, en altérant les caractères de la seconde, rendre celle-ci méconnaissable et encore moins se l'assimiler.

« En nosographie, dit M. le professeur Charcot, il n'y a guère d'hybrides, s'il y en a réellement. Il n'y a presque jamais, là où on voudrait voir un métis, que combinaison d'espèces morbides distinctes. »

D'ailleurs, M. le professeur Fournier, autant que nous pouvons en juger, dit lui-même que cette forme de syphilose cérébrale ne ressemble pas à la maladie de Bayle. « Donc, dit-il, encore une fois et comme conclusion dernière, ce qu'on appelle la paralysie générale syphilitique n'est pas la paralysie générale vulgaire » ; et ailleurs : « Mieux vaudrait cependant, à mon sens, apporter un léger amendement à cette qualification (paralysie générale) en lui substituant celle de pseudo-paralysie générale d'origine syphilitique » (1). Enfin, plus tard « Coïncidence du tabes avec des lésions d'une syphilose cérébrale, correspondant à la forme actuellement connue sous le nom de pseudo-paralysie générale des syphilitiques » (2).

Or, nous savons ce qu'il faut penser aujourd'hui de ces pseudo-paralysies générales, de même des pseudo-tabes : ou

1. Fournier ; *La syphilis du cerveau*. Paris, 1879, p. 361.

2. *Id.* *L'ataxie locomotrice d'origine syphilitique*, Paris, 1882, p. 258.

on est tabétique — et paralytique général — ou on ne l'est pas ; les pseudo-formes de ces affections n'existent pas.

Restent donc à considérer les deux premières propositions qui sont, disons-le, autant de questions, auxquelles, à l'heure actuelle, il est très difficile de répondre d'une façon très nette. Cependant, nous allons essayer d'exposer les motifs pour lesquels, jusqu'à plus ample informé, nous inclinons à considérer ces deux affections comme indépendantes, et cela, quelle que soit la forme sous laquelle elles se présentent.

La nosographie de chaque maladie comporte la connaissance des trois éléments principaux : l'anamnèse, les symptômes et la lésion. L'un de ces trois éléments, la lésion par exemple, prise isolément, ne suffit pas à elle seule pour servir de base d'une classification des maladies.

Au commencement de ce siècle, dans l'enthousiasme des premiers essais de l'anatomie pathologique, on crut avoir définitivement résolu le problème : chaque maladie avait une lésion bien distincte qui la caractérisait de tous points. Mais, le bon sens pratique étant intervenu, on s'aperçut vite que cette division était illogique, car on voulait séparer une même affection, la tuberculose par exemple, en plusieurs groupes distincts suivant la forme anatomique. « Il n'y a, dit M. Grasset, pas plus de lésion pathognomonique qu'il n'y a de symptôme pathognomonique » (1). Sans être aussi catégorique que cet auteur, nous dirons qu'il y a peu d'affections dont la nature peut être déterminée d'après la lésion seule.

1. *Loco cit.*, p. 26.

Ce fait est surtout important à connaître en pathologie nerveuse où tous les processus pathologiques se réduisent à deux principaux : métamorphose et disparition des éléments nobles et prolifération du tissu de soutènement.

L'entité morbide ne sera donc entité qu'à la seule condition de présenter tous les éléments nécessaires à la constituer.

Le tabes et la paralysie générale se présentent-ils dans les mêmes conditions au point de vue des trois éléments dont nous parlions plus haut, c'est ce que nous allons examiner.

Nous commencerons par étudier la topographie et la nature des lésions, ainsi que leur pathogénie.

## A. — Anatomie pathologique.

Un des principaux arguments qu'invoquent, d'ailleurs avec juste raison, les partisans du *statu quo*, est que le tabes est une affection systématique du système sensitif cérébro-spinal, tandis que la paralysie générale est une affection diffuse de tout le système nerveux et du cerveau en particulier.

Il y a une vingtaine d'années, alors qu'on venait d'établir la systématisation du tabes, cet argument aurait, sans aucun doute, paru suffisant pour réfuter la nouvelle théorie ou théorie d'identification. Aujourd'hui il ne suffit plus.

Le tabes est peut-être la maladie sur laquelle on a le plus discuté et les discussions ne sont point terminées. Car, le tabes, même après avoir été la cause de nombreux travaux, avoir été le motif, peut-on dire, de toute une littérature, ne semble pas encore être épuisé comme sujet d'étude.

Après avoir joui pendant longtemps de la faveur, peu commune d'ailleurs, d'être considéré comme affection systématique ou rubanée, le tabes a failli, dans ces dernières années, être relégué au rang des maladies diffuses, c'est-à-dire banales de l'axe cérébro-spinal.

Tabes périphérique.

Bien plus, alors qu'on l'avait toujours considéré comme une affection exclusivement médullaire, on tenta de lui enlever ce caractère, en lui découvrant une congénère dont le substratum anatomique siégeait dans les nerfs périphériques : le tabes d'origine périphérique (Strümpell) ou névro-tabes (Dejerine).

Contre cette théorie se sont élevés les travaux de M. Charcot et cet incident nosographique semble terminé (1).

De ces débats, très intéressants tant au point de vue historique qu'au point de vue clinique et dans les détails desquels nous ne pouvons entrer, il résulte que la maladie de Duchenne, quoi qu'on en dise, est une affection médullaire et n'a rien de commun avec certains états morbides qui peuvent, il est vrai, arriver à produire d'une façon parfaite différents symptômes du tabes, tels que signes de Romberg et de Westphal, incoordination, douleurs fulgurantes, etc., mais en diffèrent totalement au point de vue étiologique, anatomo-pathologique et surtout pronostique.

1. Joffroy : *Névrite parenchymateuse spontanée généralisée ou partielle; in Arch. de physiol.*, 1879.

Dejerine. *Sem. méd.* 1893, nº 23 p. 201.

Leval-Piquechef, Th. de Paris, 1885.

Dreschfeld ; *in Brain*, 1881-1886, pp. 200, 433 et 416.

Leyden ; *Zeitsch. f. Klin. Med.*, 1890, p. 576 et 587.

Charcot, *Rev. Neurol.*, 1893, nº 1, p. 14,

Quant aux premières allégations il a été plus difficile d'en démontrer la fausseté.

Tabes affection diffuse.

Le tabes étant une affection de très longue durée, sa lésion peut souvent se développer aussi complètement que possible, et quelquefois même diffuser plus ou moins dans les parties voisines, si bien qu'à l'autopsie de ces malades on trouve rarement la lésion localisée aux seuls cordons postérieurs. Aussi la conception de Leyden était-elle insuffisante dès lors à expliquer la systématisation du tabes. Pour cet auteur, en effet, maladie systématique voulait dire affection limitée à un système de fibres de même signification fonctionnelle c'est-à-dire à un faisceau de fibres complètement différenciées au point de vue anatomique et dont on supposait la fonction physiologique identique. Or, les lésions tabétiques franchissent assez souvent ces limites physiologiques d'où on conclut que le tabes de ce seul fait perd sa qualité d'affection systématique. C'est très simple, en même temps très logique.

On alla plus loin.

On commença à douter de la nature systématique du tabes même dans les cas où la lésion était exclusivement localisée aux cordons postérieurs.

A l'examen de la moelle à des hauteurs différentes on constate souvent, en effet, que la bande scléreuse n'occupe pas toujours le même siège dans les cordons postérieurs. Souvent aussi cette bande paraît entrecoupée par des tractus de fibres saines (1), ou bien encore — mais plus rarement et tout à fait au début — à côté de la bande scléreuse principale, on en trouve une autre, plus mince, située à la partie interne, près du sillon médian postérieur.

1. Pierret. *Acad. des Sc.*, 1880 30 févr.

On disait alors : si le tabes est véritablement une affection systématique il ne l'est que sous forme complexe ; le tabes est donc une affection systématique complexe (1).

En un mot, sans plus insister sur ce point, on voulait à tout prix faire du tabes une affection diffuse.

Ceci ne doit pas être pour nous surprendre. Ce sont là les conclusions logiques des conceptions fausses.

C'est qu'en effet on décrivait l'anatomie pathologique ou la topographie de la lésion sans connaître l'anatomie normale du champ opératoire de la lésion ! A en juger d'après les recherches récentes de Flechsig, Bechterew entre autres, les savants n'ont pas encore dit le dernier mot sur l'anatomie normale de la moelle et plus particulièrement des cordons postérieurs.

D'ailleurs, loin de nuire, cette lutte entre l'hypothèse et la vérité, lutte qui fut de tout temps, est nécessaire au progrès de la science.

Division des maladies médullaires

Ainsi, au début des études microscopiques, on se contentait — et l'on s'est contenté longtemps — d'avoir seulement des notions, sur la structure du système nerveux, d'où la division des lésions nerveuses en parenchymateuses et en interstitielles. Puis survinrent les physiologistes d'une part, les cliniciens de l'autre, qui nous apprirent que l'important de connaître dans les centres nerveux c'était moins la structure, très simple d'ailleurs, des éléments, que leur mode d'agencement ou texture.

De ces données nouvelles sortit une division des lésions nerveuses en systématiques, c'est-à-dire se propageant dans

1. Eichhorst. *loco cit.*, t. III, p. 210.

le sens de la conductibilité physiologique, et en diffuses, c'est-à-dire se propageant sans régularité aucune dans le processus envahissant.

L'on s'aperçut bientôt que la physiologie expérimentale seule ne suffisait pas à expliquer certains phénomènes morbides : on dut recourir alors à l'embryologie. C'est ce que fit Flechsig.

Sans doute, on savait, grâce aux travaux de Hiss, Kölliker, Van der Kolk, Ramon y Cajal entre autres, que les fibres blanches constituant les cordons postérieurs, naissent en dehors de la moelle et ne se rendent que plus tard à celle-ci par les racines postérieures ; on savait aussi d'après les travaux de Singer et Münzer, que les fibres des cordons postérieurs peuvent se diviser, suivant leur longueur, en trois groupes (fibres longues, moyennes et courtes), mais on ignorait complètement ou à peu près leur époque d'apparition et de développement et leur mode d'agencement dans la moelle.

Les travaux de Flechsig, Bechterew et Popoff entre autres, ont comblé cette lacune.

On admet généralement aujourd'hui, dans les racines postérieures, deux faisceaux de fibres distincts : l'un externe, formé de fibres fines ; l'autre interne, composé de grosses fibres. Le premier constituera le cordon de Goll, le second le faisceau de Burdach. Pour mémoire, ajoutons encore, qu'à côté de ces fibres radiculaires, les cordons postérieurs en possèdent d'autres, dites fibres commissurales, qui proviennent des parties voisines de la moelle.

Avant de former les cordons postérieurs les fibres radiculaires passent par les cornes postérieures et se mettent en relation intime avec les cellules nerveuses.

A leur sortie de la substance grise les fibres blanches se disposent de la façon suivante (1). Le faisceau à grosses fibres se divise en deux parties : l'une va se terminer dans les cellules des cornes antérieures du même côté ou du côté opposé, en passant par la commissure blanche antérieure, l'autre partie qui constitue le faisceau de Burdach, gagne la colonne de Clarke et s'y termine sous forme d'un fin réseau fibrillaire, dans les mailles duquel se trouvent les cellules ganglionnaires. Une partie de ces fibres terminales, après s'être mises en rapport avec les cellules de cette colonne, va former, d'une part, le faisceau cérébelleux direct et, de l'autre le centre oval de Flechsig, du même côté. Topographie des fibres radiculaires dans les cordons postérieurs et la moelle.

Le faisceau à fibres fines se comporte à peu près de la même manière. Il pénètre dans la moelle au niveau de la zone de Lissauer. Puis, après avoir abandonné, comme le faisceau précédent, une partie de ses fibres à la corne postérieure, il en sort divisé en deux fascicules, dont l'un va former le faisceau limitant correspondant à la zone marginale du côté opposé et l'autre le cordon de Goll. Quelques-unes de ses fibres, à leur sortie de la substance grise, vont se terminer dans les cornes antérieures.

Les fibres du faisceau de Burdach, comme on le sait, sont courtes, plus ou moins intriquées en différents sens et soutenues par une charpente peu riche en névroglie ; celles du cordon de Goll, au contraire, sont longues, parallèles et possèdent une charpente beaucoup plus riche en névroglie.

Quant à la physiologie de ces deux faisceaux des cordons

1. Blocq : *Lésions et nature du tabes dorsalis*. in *Gaz. hebd. de méd. et chir.*, 1892, nos 13 et 14 ; Darier : *ibid.*, no 5.

postérieurs nous savons que le faisceau de Burdach est préposé au sens musculaire, tandis que celui de Goll à la sensibilité cutanée qui préside à l'équilibre du corps. Ces faits sont, croyons-nous, assez connus pour que nous ayons besoin d'y insister.

Outre ces différences au point de vue de structure, de texture et de physiologie, ces deux faisceaux diffèrent encore au point de vue embryogénique ou de leur développement.

Caractères embryologiques.

En étudiant la moelle du fœtus, Flechsig a constaté que le faisceau de Burdach apparaît déjà vers la quatrième semaine de la vie intra-utérine, tandis que celui de Goll ne se montre que beaucoup plus tard, vers le neuvième mois ; de même, pour leur complet développement : les fibres du premier faisceau s'entourent de leurs gaines de myéline vers le cinquième mois de la grossesse, celles du second, au contraire, vers la fin de la vie intra-utérine.

Bechterew a remarqué que les fibres du faisceau de Burdach ne se développent pas toutes simultanément.

Sans plus y insister, disons que, suivant Flechsig, les fibres des cordons postérieurs peuvent se grouper, d'après l'époque de leur développement, en quatre zones ou systèmes de fibres différents. Toutes les fibres dont le développement est synchrone, quoiqu'elles ne soient assemblées en un faisceau anatomique unique, appartiennent néanmoins à un même faisceau au point de vue embryogénique et peut-être physiologique.

En vérité, cet auteur n'a pas pu démontrer qu'aux différents faisceaux élémentaires correspondent des fonctions physiologiques distinctes (on croit cependant connaître le siège des douleurs fulgurantes et de l'abolition du réflexe patellaire), mais il pense qu'il doit en être ainsi attendu que le développement est simultané, ainsi que leur altération. Aussi, pour n'en donner qu'un exemple, cette zone principale, qu'il appelle zone radiculaire moyenne, se développe en même temps qu'une autre sous-zone située à côté du sillon médian postérieur, qu'il appelle zone médiane postérieure. Eh bien, ces deux zones, quoique distantes, s'altèrent en même temps. Ces faits nous donnent maintenant l'explication des deux bandes scléreuses que l'on trouve au début du tabes et que l'on considérait comme indépendantes.

Ces zones, visibles chez le fœtus, disparaissent complètement chez l'adulte sans laisser aucune trace de leur démarcation primitive, et cette fusion est si intime qu'aucune manœuvre expérimentale n'est capable de la détruire.

Toutefois, il existe une affection qui, en se localisant à une de ces zones, a la propriété de faire réapparaître successivement toutes les autres. Cette affection n'est autre que le tabes dorsalis.

**Topographie des lésions tabétiques.**

Ayant eu l'occasion de faire plusieurs autopsies de tabes tout à fait au début, Flechsig a remarqué que la bande scléreuse était justement placée dans cette zone qu'il désigne sous le nom de zone radiculaire moyenne, c'est-à-dire dans une région dont les fibres se développent en premier lieu.

Cette nouvelle constatation, loin d'infirmer les opinions de MM. Charcot et Pierret, les confirme, au contraire, d'une façon péremptoire : le tabes, comme l'avaient dit ces messieurs, est d'origine centrale.

La bande scléreuse reste assez longtemps localisée à cette région seule; mais souvent on peut en constater une autre, plus mince, située à la partie interne, dans la sous-zone dont nous avons parlé. Ces deux bandes reliées par un trait oblique de tissu sclérosé, forment à la coupe une lettre M.

Cette particularité de la lésion tabétique de se localiser à un système élémentaire de fibres, suscita chez Flechsig l'idée de changer la conception de Leyden et de dire qu'une affection systématique est toute affection du système nerveux qui se localise non pas à un système de fibres de même signification fonctionnelle, comme l'avait établi ce dernier il y a vingt ans, mais à un système élémentaire de fibres.

Processus tabétique.

Dans d'autres autopsies, faites à des époques différentes, il a vu que l'envahissement, par la lésion, des autres zones ou systèmes se faisait d'une façon régulière et dans un rapport presque constant avec l'époque de leur développement. Cette régularité s'observe à la région dorsale et surtout à la région lombaire.

De ce parallélisme, entre l'époque de développement des zones et le procédé de localisation de la lésion, on est tenté de conclure d'une part à une systématisation de la lésion et d'autre part à une spécialisation fonctionnelle de ces zones ou systèmes de fibres élémentaires.

Affections systématiques.

Aussi, Flechsig crut-il pouvoir élargir sa première conception et dire alors : une affection systématique est toute affection du système nerveux qui est dans un rapport régulier avec l'agencement systématique intérieur des fibres élémentaires.

C'est de cette façon que la lésion finit par envahir, avec le temps, toute l'épaisseur des cordons postérieurs.

En même temps qu'elle augmente ainsi en épaisseur la lésion croît en hauteur : elle monte progressivement dans la moelle.

Or, les différents systèmes de fibres des cordons postérieurs n'ont pas, dans toute la hauteur de la moelle, une direction verticale, car les fibres radiculaires des régions inférieures, au fur et à mesure qu'elles montent dans la moelle, sont repoussées de plus en plus vers le sillon médian postérieur, par la venue de nouvelles fibres radiculaires des régions supérieures. Il en résulte que la bande scléreuse, elle aussi, étant donné qu'elle suit les faisceaux élémentaires, n'aura pas une direction verticale. Plus elle monte, en effet, plus elle sera rapprochée du sillon médian postérieur, de telle sorte qu'à la région cervicale elle occupera le côté postéro-interne du faisceau de Burdach, appliqué contre le cordon de Goll.

Topographie des lésions médullaires.

Cette nouvelle particularité de la topographie normale des fibres des cordons postérieurs nous donne l'explication de la position variable de la bande scléreuse et son apparence entrecoupée aux différentes régions.

A la région cervicale la lésion principale disparaît dans les faisceaux de Burdach. Seuls les cordons de Goll, qui ont été pris en second lieu, restent lésés dans cette région. Cette altération secondaire se poursuit plus haut, dans le bulbe, par les cordons grêles, qui sont la continuation des cordons de Goll, et va finir sur le plancher du quatrième ventricule, autour du noyau de terminaison du même nom.

Dans le tabes supérieur, comme dans le tabes vulgaire, la lésion siège, à la région cervicale, dans les cordons de Burdach. De là elle monte vers le bulbe où elle occupe les cordons cunéiformes qui représentent la continuité des faisceaux précédents, et va, elle aussi, se perdre sur le plancher du quatrième ventricule autour du noyau de terminaison du même nom.

On n'a pas, à notre connaissance, suivi la lésion plus haut dans le cerveau, bien que Meynert, Flechsig, Bechterew, Hosel et Edinger aient décrit des fibres qui, parties de ces noyaux de terminaison, vont s'épanouir quelques-unes dans les tubercules quadrijumeaux et les noyaux lenticulaires, d'où certaines vont même jusqu'aux appareils auditifs (Flechsig) et les autres aux circonvolutions motrices circumrolandiques.

Cependant M. Voisin dit avoir suivi une fois la lésion jusqu'à une certaine distance de l'écorce cérébrale, chez un tabétique n'ayant présenté, pendant la vie, aucun trouble mental.

Lésions cérébrales.

On a, il est vrai, décrit des lésions dans le cerveau des tabétiques, mais ces lésions sont indépendantes et n'ont aucune connexion avec la sclérose des cordons postérieurs.

C'est ainsi que Jendrassik et Kahler ont constaté dans deux cas la disparition des fibres tangentielles de l'écorce des lobes occipitaux. Kraus a trouvé fréquemment (14 fois sur 15) des lésions des enveloppes et des ganglions cérébraux. Mais ces lésions, comme nous le disions tout à l'heure, n'appartiennent pas à proprement parler au tabes.

M. Marie pense que, dans les premiers cas, il s'agit de lésions syphilitiques. Quant aux derniers on peut les considérer, croyons-nous, pour la plupart comme séniles : les malades de Kraus étaient, en effet, âgés de 45 à 64 ans.

Enfin, tout dernièrement, M. Nageotte, dans trois cas de tabes, pris au hasard, et qui ne présentaient, pendant la vie, aucun trouble mental, aurait trouvé des lésions microscopiques identiques, en tous points, à celles qu'on trouve dans la paralysie générale. Mais ces faits sont encore peu nombreux et assez récents pour qu'on puisse en porter un jugement quelconque. Toutefois, nous le répétons, ces lésions ne sont pas en rapport direct avec la sclérose des cordons postérieurs; elles sont surajoutées et tout à fait indépendantes.

Telle est, brièvement exposée, la topographie des lésions dans le sens vertical.

Mais ce n'est pas tout.

Lésions ayant franchi les cordons postérieurs.

La lésion tabétique — surtout lorsque la maladie dure depuis un certain temps — reste rarement localisée aux cordons postérieurs seuls. Elle franchit souvent ses limites primitives et diffuse dans une certaine étendue, sur les parties voisines. La raison de cette extension de la lésion, dans le sens de l'épaisseur de la moelle, est facile à comprendre si l'on veut se reporter à ce que nous avons dit à propos de l'anatomie normale de cette région de la moelle. Or, comme le tabes, suivant les idées régnantes, est une affection dont le processus est parenchymateux, l'extension en largeur n'est en réalité que la conséquence obligée de la loi établie par Flechsig, à savoir : la lésion se propage dans le sens des fibres et faisceaux élémentaires. Il y aura donc toujours entre la lésion principale et les lésions secondaires — nous ne parlons pas, bien entendu, des lésions surajoutées accidentellement — une relation intime et directe. La lésion ne se départira jamais, et quelle qu'en soit l'extension, de son caractère systématique des faisceaux et fibres élémentaires. Donc la diffusion ne sera qu'apparente.

Ainsi en regard des lésions des cordons postérieurs, nous placerons en première ligne l'altération des racines postérieures et des colonnes de Clarke. Dans ces dernières la lésion se manifeste, d'après Weigert et Lissauer, par la disparition du réseau fibrillaire, qui les constitue en grande partie; les cellules restent intactes du moins dans certains cas. La nature de la lésion de ces colonnes justifie pleinement l'opinion de l'origine parenchymateuse de la lésion tabétique, ainsi que son processus fibrillaire ou fasciculaire.

Se prennent ensuite, et par ordre de fréquence, les zones marginales de Lissauer, les méninges et — mais moins fréquemment et en dernier lieu — les zones marginales de Westphal. Les faisceaux cérébelleux directs restent le plus souvent intacts. Lorsqu'au contraire ils s'altèrent, comme le prétendent Jendrassik et Gowers, il est probable que les cellules des colonnes de Clarke, qui, ainsi que nous l'avons dit, servent de centre trophique à ces faisceaux, sont altérées.

Enfin MM. Dejerine et Westphal font jouer à la légito-méningite postérieure un rôle considérable dans la diffusion de la lésion aux cordons latéraux. Cependant, il ne faut pas confondre ces lésions, généralement superficielles, avec une sclérose vraie des faisceaux pyramidaux croisés, fait qui peut — très rarement à la vérité — se rencontrer dans le tabes, ainsi qu'il résulte des observations de MM. Debove, Ballet, Jackson et Buzzard (1). Ici il ne s'agit point de lésions tabétiques proprement dites, mais d'une sclérose vulgaire descendante, chez les tabétiques, consécutive à une lésion en foyer du cerveau.

1. *Progrès Méd.* 1881, Nos 52 et 53.

Quant aux lésions de la substance grise de la moelle, nous manquons complètement de renseignements précis, du moins en ce qui concerne les cornes postérieures. Ici, en effet, les cellules sont beaucoup plus petites, et ne se groupent pas d'une façon nette, comme elles le sont dans les cornes antérieures; de plus, le réseau fibrillaire des tubes nerveux, et les apparences spéciales que revêt la névroglie pour former la substance gélatineuse, contribuent à rendre difficile la constatation des changements pathologiques. Toutefois, MM. Pierret, Lockhardt-Clarke, Leyden entre autres, ont signalé certaines altérations des cellules et fibres nerveuses.

Pour les cornes antérieures les résultats sont plus probants en raison même de la connaissance plus exacte de leur constitution. C'est ainsi que MM. Charcot, Joffroy, Westphal, Pierret, Condoléon et Achard ont décrit très nettement des lésions des grandes et petites cellules de ces cornes. Cependant d'autres auteurs, MM. Dejerine, Oppenheim et Siemerling par exemple, paraissent nier complètement ces altérations.

Lésions des ganglions spinaux.

La même incertitude règne pour ce qui est des lésions des ganglions spinaux. Les uns, comme MM. Marie, Siemerling et Oppenheim, considèrent ces lésions comme fréquentes; les autres — et ceux-là sont plus nombreux — sans les contester absolument, prétendent ne les avoir jamais vues. Enfin, certains auteurs, M. Babinski entre autres, admettent une altération dynamique des cellules de ces ganglions.

Lésions des nerfs périphériques.

En poursuivant nos investigations, nous ajouterons encore, mais d'une façon tout à fait contingente, les altérations des nerfs périphériques. Ce sont d'abord les lésions des nerfs sensitifs, qui, observées pour la première fois par MM. Pierret et Westphal, ensuite par Pitres et Vaillard, ont été longuement étudiées par M. Dejerine qui les considère comme très fréquentes.

Les nerfs moteurs s'altèrent beaucoup moins fréquemment et alors il existe en même temps de l'amyotrophie.

Pathogénie des lésions périphériques.

Ces lésions périphériques ont été diversement interprétées. Pour M. Dejerine, les altérations des nerfs sensitifs, auxquelles il fait jouer un rôle considérable dans la pathogénie du tabes, appartiennent en propre aux lésions tabétiques. Pour d'autres, M. Babinski, par exemple, elles sont secondaires et consécutives aux troubles dynamiques des ganglions spinaux.

Quant aux altérations des nerfs moteurs, MM. Charcot et Joffroy les considèrent comme secondaires et dépendant d'une lésion primitive de leur centre trophique, les cellules des cornes antérieures. MM. Dejerine, Siemerling et Oppenheim n'admettent pas cette relation de cause à effet ; pour eux, cette altération périphérique, primitive ou secondaire, est de nature tabétique, au sens propre du mot.

Cette courte énumération des opinions diverses nous montre que l'accord est loin de régner parmi les neuro-pathologistes. Toutefois, l'interprétation toute récente de MM. Joffroy et Achard, nous semble-t-il, se rapproche le plus de la vérité, en même temps qu'elle concilie, jusqu'à un certain point, ces opinions diamétralement opposées.

Tout d'abord, pour ces auteurs, toutes les névrites périphériques, au cours du tabes, ne relèvent pas toujours et nécessairement du tabes lui-même. Dans beaucoup de cas, sinon dans la majorité, elles sont le résultat d'une dystrophie organique générale, déterminée soit par l'alcoolisme soit par la tuberculose par exemple, si fréquents chez ces malades.

De plus, toujours d'après ces auteurs, on a souvent pris pour altéré un nerf normal. Nous nous expliquons. Les petits nerfs des extrémités — et c'est là, précisément, que se montrent les premières altérations périphériques — présentent beaucoup de fibres de Remak et peu de fibres à myéline, ce qui, sur une coupe microscopique, donne des espaces clairs exactement comme dans un nerf altéré si bien que, non prévenu, on est tenté de les considérer comme étant à l'état pathologique. Enfin, ces auteurs ont décrit (1) chez certains tabétiques, une névrite d'origine purement vasculaire, ce qui, soit dit en passant, n'est pas dans les attributs des lésions tabétiques.

Ainsi, toutes ces considérations prises, on peut dire que les vraies névrites d'origine tabétique sont peut-être plus rares qu'on ne l'a prétendu. Encore, parmi celles-ci, ne devrait-on, pas toutes, faire entrer en ligne de compte des lésions tabétiques proprement dites.

En effet, certaines d'entre elles peuvent figurer comme tous les autres troubles trophiques. En d'autres termes, la lésion centrale crée un trouble diffus de la nutrition, auquel MM. Joffroy et Achard donnent le nom de dystrophie tabétique; celle-ci détermine, à son tour, des altérations trophiques dans toutes les parties de l'organisme et par conséquent dans les nerfs périphériques, eux-mêmes. Certaines névrites périphériques ne seraient donc qu'une des formes des troubles trophiques du tabes. Dans d'autre cas les nerfs périphé-

1. *In Arch. de méd. expérim.*, 1889, p. 211.

riques s'altèrent par suite d'une lésion préalable de leur centre trophique, ainsi qu'il est parfaitement démontré par les observations de MM. Charcot, Joffroy, Condoléon et Achard entre autres. Si l'on n'a pas pu toujours, dans ces cas, déceler les lésions des cornes antérieures, signalées par ces auteurs, ce n'est pas parce qu'elles manquaient, comme on le dit, mais bien, parce qu'elles n'étaient pas assez prononcées pour qu'on pût les mettre en évidence. Car, disent MM. Joffroy et Achard, avant de détruire les cellules antérieures, le processus pathologique, venu des cordons postérieurs, en détermine d'abord des troubles dynamiques. Or, ces troubles dynamiques des centres trophiques, quoique suffisants pour produire des lésions très prononcées dans les parties qui sont sous leur dépendance, échappent encore à nos moyens d'investigation actuels.

Ce sont donc ces dernières formes de névrites périphériques seules, formes, qui dépendent directement de la lésion médullaire qu'il faut regarder comme appartenant au tabes. Eh bien, ces formes sont relativement assez rares.

Quoiqu'il en soit, et sans plus y insister, les lésions tabétiques secondaires — rares d'ailleurs — sont toujours en relation directe ou indirecte avec la lésion principale des cordons postérieurs.

Lésions des nerfs optiques.

Il n'en est pas de même de certaines lésions qui, quoique pathognomoniques du tabes, ne sont pas en continuité directe ni indirecte avec celles des cordons postérieurs. C'est ainsi que les nerfs optiques s'altèrent, dès le début de l'affection, sans qu'on puisse en trouver la raison. Même dans les cas de lésions les plus étendues vers le cerveau, on ne trouve aucune connexion entre ces lésions diamétralement opposées.

Vulpian (1) expliquait cette altération précoce des nerfs optiques par « une sorte de sympathie morbide » ; M. Pierret (2), se fondant sur sa nouvelle théorie du tabes, considère l'atrophie des nerfs optiques comme conséquence d'une relation physiologique intime entre ces derniers et les cordons postérieurs ; enfin, d'après une opinion toute récente, étant donnée l'identité de structure entre les faisceaux blancs postérieurs et ces nerfs, on tendrait à y voir une raison embryogénique.

Quoiqu'il en soit, on en est à se demander pourquoi cette lésion, si pathognomonique du tabes, n'est pas plus fréquente.

Les mêmes considérations embryogéniques pourraient être appliquées aux altérations précoces des nerfs auditifs et de la portion sensitive des nerfs trijumeaux.

Quant aux autres nerfs crâniens, sauf, bien entendu, la première paire qui ne participe jamais aux lésions spinales, ils ne s'altèrent que secondairement, par suite de la propagation des lésions des cordons postérieurs, à leurs noyaux d'origine dans le bulbe. Les nerfs crâniens, à cet égard, se comportent de la même façon que les nerfs spinaux.

Nous savons, en effet, que les cornes grises de la moelle, arrivées dans le bulbe, sont décapitées par les faisceaux blancs médullaires : les têtes sont rejetées en dehors et vers la périphérie, tandis que les bases restent accolées vers le canal central et forment, comme dans la moelle, les noyaux d'origine des nerfs. Les bases des cornes antérieures donnent naissance aux noyaux des nerfs moteurs crâniens, tandis que les bases des cornes postérieures donnent naissance aux

Anatomie du bulbe.

1. *Loco cit.*, t. I, p. 462.
2. *In Th. d'agr. de Robin*, 1880, p. 325.

aux sensinoytifs des nerfs mixtes, les noyaux moteurs de ceux-ci provenant des têtes des cornes antérieures. Or, il est probable, étant donnée l'identité de texture du bulbe avec celle de la moelle, dont il n'est en somme que le prolongement, il est probable, disions-nous, que le même processus pathologique se passe et dans le bulbe et dans la moelle, c'est-à-dire systématique dans le sens des fibres et fascicules élémentaires.

**Lésions bulbaires précoces.** Ces lésions bulbaires qui sont tardives et définitives ne doivent pas être confondues avec les lésions de la même région, mais précoces et passagères; car, ici, il s'agit probablement d'une lésion vasculaire, plus ou moins durable, suivant l'intensité, tandis que là, il y a destruction directe des éléments nobles.

Il n'est pas rare, en effet, d'observer tout à fait au début du tabes différents troubles bulbaires, souvent de nature à inspirer de vives inquiétudes. Observés pour la première fois en 1881 par MM. Joffroy et Hanot (1), ces troubles malgré leur gravité apparente, se dissipent assez vite, sans laisser aucune trace. Ces auteurs pensèrent alors pouvoir les rattacher, non pas à une lésion destructive des noyaux, mais plutôt à une hyperhémie ou à de petites apoplexies capillaires du bulbe. Cette opinion a été confirmée par Kahler (2).

Cet auteur ayant observé un cas analogue, eut encore la bonne fortune de faire l'autopsie (le malade étant mort à la suite d'une pneumonie), et trouva les vaisseaux bulbaires très altérés et des foyers hémorrhagiques disséminés, tandis que les noyaux d'origine des nerfs étaient absolument sains.

1. *Congrès d'Alger*, 1881, p. 810, V. *Prog. Méd.*, 1881, p. 597.
2. *Prag. Zeitschr. f. Heilk.*, 1881, F. II, p. 432.

On pourrait probablement expliquer de même les paralysies oculaires passagères qui préludent si fréquemment au tabes.

Il est bien entendu, que, lorsque ces hyperhémies se répètent assez souvent ; ou bien, lorsque les apoplexies sont très prononcées, ces lésions de passagères deviendront définitives.

Lésions tabétiques proprement dites.

Ainsi, nous en arrivons enfin et malgré nous à conclure que le tabes est une affection non seulement du système sensitif en entier, comme le professe M. Pierret, mais bien de tout le système cérébro-spinal, au même titre, et peut-être, plus encore, que la sclérose en plaques ou que la paralysie générale par exemple. Au premier abord il n'y a pas l'ombre d'un doute. Cependant il s'en faut de beaucoup qu'il en soit toujours ainsi.

En effet, l'extension insolite des lésions tabétiques est très rare sinon exceptionnelle. Et d'ailleurs, parce qu'on trouve quelquefois des lésions très étendues, s'ensuit-il que toutes appartiennent en propre au tabes ? Nullement.

Seulement, comme toutes ces lésions secondaires surajoutées ne présentent pas de différences histologiques appréciables d'une part, et comme de l'autre il est souvent difficile de trouver ou de faire accepter, pour elles, une autre origine, on a de la tendance — quelquefois même pour le besoin de sa cause — à les rattacher au tabes lui-même.

Mais, nous l'avons déjà dit, beaucoup d'entre elles sont le résultat d'une dystrophie organique générale, produite soit par une intoxication, soit par une infection, soit, enfin, par la lésion centrale elle-même. D'autres, enfin, naissent on ne sait pas comment. Toujours est-il qu'il y a des lésions qui surviennent au cours du tabes et qu'on ne saurait, sans parti pris, rattacher au tabes lui-même.

Et d'ailleurs, dans une affection d'aussi longue durée qu'y a-t-il d'étonnant à ce que, avec le temps, les lésions franchissent les limites ordinaires et diffusent sur les parties voisines. Cela se voit dans les dégénérescences secondaires descendantes aussi bien que dans les affections primitives des faisceaux pyramidaux — et cependant personne que nous sachions ne conteste la systématisation de ces lésions. Car enfin, la moelle, quoique composée d'éléments divers, n'en est pas moins un tout, plus ou moins solidaire, tant au point de vue physiologique qu'au point de vue pathologique. A cet égard on est plus ou moins d'accord. Mais ce, sur quoi on n'est pas d'accord, c'est la part qu'il faut faire de ces lésions dans le tabes proprement dit. Eh bien, nous croyons pouvoir dire et sans crainte de nous tromper, que les lésions classiques du tabes, celles qui ne manquent jamais, sont la sclérose des cordons postérieurs — et, bien entendu, des nerfs optiques — et les altérations de la substance des cornes postérieures et des colonnes de Clarke ; les autres ne sont que secondaires, surajoutées, et peuvent, dans la majorité des cas, faire défaut, sans, pourtant, que le tableau classique du tabes en souffre.

Pathogénie du tabes.

Cette conclusion nous amène naturellement à dire quelques mots de la pathogénie des lésions tabétiques.

Nombreuses sont les théories qui ont été émises pour expliquer la genèse du tabes. Nous n'essaierons pas même de les énumérer car plusieurs d'entre elles sont déjà tombées en désuétude.

A l'heure actuelle on en compte deux principales, qui ont

cours en pathologie nerveuse ; ce sont l'ancienne théorie centrale et la théorie périphérique ou plus exactement radiculaire, qui, elle aussi, est ancienne, mais a été rajeunie par M. Dejerine.

Nous ne ferons que mentionner la théorie de M. Marie, d'après laquelle l'origine du tabes se trouverait dans les ganglions spinaux en même temps que dans les organes de terminaison des nerfs périphériques; la théorie cérébrale de Jendrassik et enfin la théorie bulbaire de Berger. Ce ne sont d'ailleurs que des vues de l'esprit.

Des deux théories principales, citées plus haut, la première est basée sur la clinique et la seconde sur la médecine expérimentale. Or, sans être un grand savant, on peut dire dès maintenant que la première théorie sera beaucoup plus solide — et, d'ailleurs, c'est celle-ci qui rallie la très grande majorité des médecins — que la seconde dont le principal représentant est M. Dejerine.

Pour soutenir sa théorie, M. Dejerine se base d'une part sur les travaux histologiques et embryologiques de His, Kölliker, Ramon y Cajal, et d'autre part sur les expériences de Waller, Tooth, Wagner, Singer et Münzer, dont le principe est la dégénérescence wallerienne des fibres nerveuses. Or, sans insister sur tous les exemples cliniques avec lesquels la loi de Waller se trouve en contradiction formelle, nous dirons que dans le tabes, cette loi est encore moins applicable, attendu que la dégénérescence tabétique n'a rien de commun avec la dégénérescence wallerienne. Sur ce point d'ailleurs tout le monde est d'accord, voire même les partisans de la théorie radiculaire.

Puis, pourquoi ces simples conducteurs s'altéreraient-ils

dans les racines plutôt que dans les cordons postérieurs ? On ne nous l'explique pas.

Il faut donc, de par la loi de Waller, admettre une lésion primitive des ganglions spinaux, centres trophiques des racines postérieures. Or, cette lésion, — à moins d'admettre avec M. Babinski un trouble dynamique, n'a pas été toujours constatée.

Mais en supposant même que ces ganglions soient toujours lésés, pourquoi alors les nerfs périphériques, qui ont leurs centres trophiques dans les mêmes ganglions, ne s'altéreraient-ils pas en même temps et aussi souvent que les racines postérieures ? Pourquoi, ensuite, certaines fibres de ces dernières sont-elles altérées, alors que les autres restent intactes, du moins, d'après ce qu'on observe dans les cordons postérieurs ? En effet, toutes les fibres d'une racine postérieure qui entrent dans la moelle ne sont pas prises en même temps mais progressivement les unes après les autres.

Enfin, il est difficile, sinon impossible, d'expliquer comment et pourquoi les racines — et les ganglions spinaux par conséquent — ne se prennent pas toutes en même temps, mais successivement les unes après les autres, tantôt de haut en bas, tantôt en sens inverse ? La vraie réponse en est vraiment bien difficile.

Or, dans la théorie centrale ou médullaire ces questions n'existent pas pour l'excellente raison c'est qu'elles n'ont pas de raison d'être. En effet, tandis que dans la première c'est sur les expériences qu'on se base, ici, au contraire, c'est sur le fait clinique. Or, nous savons qu'en médecine la clinique prime tout.

La médecine expérimentale, sans doute, est une science très utile, mais transportée en clinique elle est souvent insuffisante et parfois même infidèle. Vulpian, qui était un grand physiologiste doublé en même temps d'un excellent clinicien, disait à propos de la pathogénie du tabes : « De par la physiologie expérimentale on doit admettre, en définitif, que les altérations des racines postérieures sont primitives » mais ayant eu connaissance des faits cliniques de MM. Charcot et Pierret, il ajoutait en toute franchise : « Il se peut que les altérations des faisceaux postérieurs soient primitives aussi dans une certaine mesure » (1).

En effet, dans quelques observations de tabes, qui commencent, d'ailleurs, à être nombreuses (Westphal, Strümpell, Raymond, Flechsig, Blocq, Onanoff), où on a, pour ainsi dire, surpris la lésion à son origine, on a vu que la bande scléreuse occupait une région très étroite, placée au beau milieu des cordons postérieurs.

Ce fait est, croyons-nous, un argument de premier ordre, devant lequel on doit s'incliner.

**Causes de la localisation des lésions primitives.**

Quant aux causes de cette localisation, elles sont nombreuses. On pourrait invoquer d'abord les différences de structure et de texture de ces faisceaux. Arndt a toujours trouvé, dans ces cas, un arrêt de développement. Schultze (de Heidelberg) l'explique par les anomalies dans la répartition des substances grise et blanche. Pour Flechsig c'est la précocité du développement de ce faisceau qui joue un grand rôle localisateur. Enfin M. Blocq invoque toute ces causes et il en ajoute une autre à savoir : le degré de différencia-

1. Vulpian ; *Maladies du système nerveux*. Paris, 1879, t. I, p. 455.

tion philogénétique qui est beaucoup plus inférieur pour ce faisceau que pour les cordons de Goll par exemple.

Quoi qu'il en soit, le fait n'en existe pas moins et il n'y a pas de doute à avoir à cet égard. Ainsi on a des cas de tabes avéré avec lésion exclusivement localisée aux faisceaux de Burdach et sans aucune altération des racines postérieures, tandis que le contraire, que nous sachions, n'existe pas.

Cette localisation primitive nous explique mieux l'envahissement successif de bas en haut ou inversement des racines postérieures, que ne le fait la propagation de celles-ci aux faisceaux de Burdach.

Toutes considérations faites, on peut conclure que le tabes est une affection systématique du système sensitif cérébro-spinal, du moins d'après la nouvelle conception de Flechsig, et d'origine médullaire ou centrale au sens le plus propre du mot.

**Topographie des lésions de la paralysie générale.**

Quant à la topographie des lésions de la paralysie générale, elle ne nous arrêtera pas longtemps, étant donnée l'impossibilité de suivre pas à pas la lésion dans sa progression au travers de l'axe cérébro-spinal. D'ailleurs, comment pourrions-nous savoir le chemin qu'elle suit et sa manière d'aboutir à des formes si variées, du moins en apparence, quand nous ne connaissons même pas son point de départ !

Mais si l'on n'est pas d'accord sur ce point, personne à ce que nous croyons, ne conteste aujourd'hui sa nature diffuse. Toutefois, dira-t-on, si la texture du cerveau était mieux connue; si l'on arrivait, un jour, à découvrir dans le cerveau, comme dans la moelle, des systèmes de fibres bien agencés et plus ou moins indépendants, peut-être pourrait-on alors suivre la lésion dans sa marche. Or, c'est peu probable, sinon tout à fait impossible. Car, en effet, il est difficile de s'imaginer qu'une lésion, dont le processus est si irrégulier et dont la topographie diffère avec chaque cas, puisse suivre toujours une route déterminée. Puis cette généralisation même de la lésion si précoce et si rapide ne se concilie pas bien avec l'idée d'une systématisation. Ainsi, dans la moelle elle-même, où les lésions sont généralement systématiques, lorsque le processus marche rapidement, il n'a pas le temps de suivre une seule route, mais en prend plusieurs ; il devient diffus.

Mais si nous n'avons pas, dans le cerveau, de systèmes de fibres aussi nets que dans la moelle, nous y avons, au moins, des régions ou centres physiologiques plus ou moins indépendants et dont la plupart sont bien connus aujourd'hui. Eh bien ! la lésion de la paralysie générale, comme le dit bien notre cher maître, M. le Dr Joffroy, ne se prend pas à une région physiologique déterminée, mais simultanément et indistinctement elle en frappe plusieurs à fonctions physiologiques très différentes.

Bien plus, dans chaque région ou centre physiologique la lésion n'intéresse pas tous les éléments en même temps, mais comme avec une sorte d'élection, elle en frappe les uns, laissant intacts les autres. Ceci s'observe surtout dans les noyaux d'origine des nerfs bulbaires. Ici, en effet, les cellules sont disposées régulièrement et par groupes dont on connaît le nombre et la forme, si bien que le moindre changement survenu dans leur constitution se laisse facilement constater. Cette façon d'attaquer propre à la lésion explique très bien la complexité de la symptomatologie de cette affection où chaque symptôme est pour ainsi dire un syndrome clinique.

Lésions des nerfs crâniens.

Il est curieux de voir, que la paralysie générale, dont le substratum anatomique est plus particulièrement le cerveau, n'aime pas les nerfs crâniens. En vérité, on a rencontré des lésions dans tous les nerfs du crâne, mais dans une proportion beaucoup plus faible que dans le tabes. Souvent les nerfs s'altèrent par le simple contact avec les méninges lésées; d'autres fois l'altération dépend de toute autre cause, si bien que certains auteurs, Ball par exemple, considèrent la lésion des nerfs crâniens comme une complication cérébrale.

Toutefois, il y a des nerfs qui sont altérés, sinon toujours au moins dans la grande majorité des cas. Or, il se trouve précisément que ces mêmes nerfs restent indemnes dans le tabes. C'est ainsi que les nerfs olfactifs seraient, d'après M. Voisin, constamment lésés dans la paralysie générale. Or, nous avons dit que cette paire n'a jamais été lésée dans le tabes.

Lésions des nerfs optiques.

Puis les nerfs optiques, qui participent si fréquemment aux lésions tabétiques, dans la paralysie générale, sont rarement, sinon exceptionnellement, altérés. Encore, dans cette dernière, le processus de la lésion ne serait-il pas toujours, identique à celui qu'on observe dans le tabes. Ici, en effet, la lésion marche de la périphérie vers le centre, là, au contraire, elle marche du centre vers la périphérie. Dans le premier cas le processus est ascendant, dans le second il est descendant. Enfin, dans les cas, rares d'ailleurs, lorsque le processus est le même que dans le tabes, il est probable, dit M. Charcot, qu'il est sous la dépendance des lésions médullairs si fréquentes dans cette affection.

La même différence s'observe pour les nerfs acoustiques. Sans insister davantage, on le voit, la topographie dans les nerfs crâniens seuls diffère complètement dans ces deux affections, et à plus forte raison lorsque on fait intervenir les lésions cérébrales de la paralysie générale.

**Lésions médullaires de la paralysie générale.**

Voyons, maintenant, comment se comportent les lésions dans la moelle, dont la participation, aux lésions cérébrales, sans être toujours constante, comme le prétendent certains auteurs, est du moins assez fréquente, car, d'après les statistiques, elle serait intéressée dans une proportion de 80 0/0 dont 75 0/0 seulement pour sa partie postérieure.

Etant donnée la texture particulière d'une part et la fréquence de la systématisation des lésions primitives ou secondaires d'autre part, on est tenté à supposer *a priori* que dans la paralysie générale elle-même, les lésions devraient se systématiser.

En effet, la moelle étant préposée à la conductibilité de différentes impressions sensitives et motrices, ne constitue pas un tout homogène, comme les autres organes, le foie par exemple. Il ne suffit pas d'en examiner un seul coin, comme dans ce dernier, pour en connaître la totalité au point de vue de sa structure, aussi bien qu'au point de vue de sa fonction. Il faut, au contraire, examiner un à un chaque élément à tous les points de vue. Car, bien que tous les éléments constituants de la moelle fassent un tout anatomique et physiologique en général, ils n'en sont pas moins indépendants au point de vue de leur nutrition (Duret) et peuvent, par conséquent, jusqu'à un certain point, fonctionner et partant s'altérer indépendamment les uns des autres.

Eh bien, malgré cette propriété, les lésions paralytiques restent dans la moelle ce qu'elles sont dans le cerveau : elles sont pour la plupart du temps diffuses. Mais cela ne veut pas dire qu'elles ne se localisent jamais à un des faisceaux de la moelle; au contraire, elles peuvent occuper isolément tous les systèmes médullaires ce qui, soit dit en passant, ne se voit pas dans le tabes. En d'autres termes, les lésions, alors même qu'elles intéressent un seul système, les cordons postérieurs par exemple, ne sont pas systématiques dans le même sens que celles du tabes. D'ailleurs nous y reviendrons un peu plus loin.

Nous disions donc que les lésions paralytiques peuvent intéresser, dans la moelle, tous les systèmes isolément aussi bien de fibres blanches que de substance grise. Souvent elle occupent les cordons postérieurs seuls ; d'autres fois, et c'est le cas le plus fréquent, elles siégent en même temps dans les cordons latéraux, plus souvent d'un seul côté que symétriquement. Les cordons antérieurs seraient rarement pris.

Voici, d'ailleurs, à titre de renseignement quelques statistiques :

CLAUS, sur 10 moelles examinées, a trouvé :

| | |
|---|---|
| Dégénérescence grise des cordons postérieurs... | 3 fois. |
| Dégénérescences combinées.................... | 5 fois. |
| Dégénérescence des faisceaux pyramidaux..... | 7 fois. |
| Myélite diffuse.............................. | 4 fois. |

KÖBERLIN sur 23 cas a trouvé :

| | |
|---|---|
| Dégénérescence grise des cordons postérieurs.. | 6 fois. |
| Dégénérescence des faisceaux pyramidaux..... | 2 fois. |
| Dégénérescences combinées.................... | 4 fois. |
| Hydromyélie.................................. | 1 fois. |

FÜRSTNER, au contraire, sur 118 moelles altérées, trouve la répartition des lésions suivante :

| | |
|---|---|
| Dégénérescences combinées.................. | 73 fois. |
| Dégénérescence des cordons postérieurs....... | 28 fois. |
| Dégénérescence des faisceaux latéraux........ | 17 fois. |

D'après ces statistiques il résulte que la lésion, lorsqu'elle occupe un seul système, c'est le plus souvent les cordons postérieurs. On expliquait cette prédilection par une sorte de relation physiologique entre ces cordons et la partie antérieure du cerveau, qui est, comme on le sait, le siège principal des lésions paralytiques. Une autre explication se prête mieux, croyons-nous, à interpréter ces phénomènes ; d'ailleurs nous y reviendrons.

Quoi qu'il en soit, la lésion peut occuper les cordons postérieurs seuls, donc elle se systématise, nous dira-t-on. Nous ne le croyons pas. Car dans ces cas mêmes, elle n'intéresse jamais régulièrement toute l'épaisseur des faisceaux blancs, comme on le voit dans le tabes. Puis, le siège exact de la lésion n'est pas le même que dans ce dernier. Nous avons déjà parlé de la localisation des lésions tabétiques, aussi n'y insisterons-nous plus. Eh bien, dans la paralysie générale elles occupent tantôt la périphérie des cordons, d'où elles s'enfoncent, en forme de coin, dans la profondeur ; tantôt elles sont très prononcées autour du canal central suivant qu'elles proviennent des méninges ou des vaisseaux. D'ailleurs Claus dit explicitement que les lésions ne sont pas réparties régulièrement dans les cordons postérieurs. Plus intenses aux régions dorsales et cervicales où elles occupent surtout les cordons de Goll, les lésions, en descendant, s'épuisent vers la périphérie des faisceaux blancs. Cette localisation nous donne la clef de l'absence de plusieurs symptômes tabétiques, l'abolition du réflexe patellaire par exemple, dans la paralysie générale.

Mais les lésions restent rarement sinon exceptionnellement localisées aux cordons postérieurs. Le plus souvent elles diffusent sur les cordons voisins. Et si véritablement la lésion était tant soit peu systématique, elle devrait, étant donnée la courte durée de cette affection, rester localisée; c'est ce qui n'est pas. Encore, si la durée eût-elle été plus longue, peut-être on n'eût pu presque jamais trouver l'indice d'une localisation. Quoiqu'il en soit, la lésion diffuse soit par l'intermédiaire d'une légito-méningite soit par les vaisseaux. Ce sont surtout les faisceaux cérébelleux directs qui sont très fréquemment atteints. De là, une bande scléreuse, en forme de coin, s'enfonce dans la profondeur des cordons latéraux, sans toutefois atteindre ni les cornes antérieures ni les faisceaux pyramidaux directs. Plus rarement elles se prolongent jusqu'aux faisceaux de Gowers et aux cordons antérieurs.

Zacher a très fréquemment rencontré, chez ses malades, une sclérose des cordons latéraux seuls et plus particulièrement des faisceaux pyramidaux croisés. Aussi, décrit-il chez les paralytiques une démarche spéciale qui est raide, comme spasmodique ou spastique.

Dans certains cas les lésions peuvent intéresser les cordons postérieurs dans toute leur hauteur. Mais alors elles diffusent en même temps aux cordons latéraux dans une étendue très grande, si bien qu'elles ne donnent aucune image d'une topographie tabétique.

Plus fréquentes sont donc les lésions combinées. Ainsi, aux lésions des cordons postérieurs s'ajoutent le plus souvent les altérations des cordons latéraux en entier ou seulement des faisceaux pyramidaux croisés, ainsi que c'est le cas dans l'observation de M. Raymond.

Bref et sans y insister plus longuement, lorsque les lésions se localisent à des systèmes c'est le plus souvent sous forme de combinaison et rarement sous forme isolée comme dans le tabes par exemple. En d'autres termes, si la paralysie générale n'arrive pas à produire, dans la moelle, une lésion systématique simple ou le tabes vulgaire, elle produit, nous dira-t-on, au moins une lésion qui, quoique complexe n'en est pas moins systématique. En un mot, elle produit un tabes combiné suivant l'expression consacrée. Or, dans ces cas même, si l'on en croit MM. Ballet et Minor, les lésions ne seraient pas systématiques.

Pour comprendre cette façon de penser, il est nécessaire, croyons-nous, de revenir, en quelques mots, sur la signification du tabes combiné.

Tabes combiné.

Le tabes combiné, dans la plus simple expression, est la combinaison de la sclérose des cordons postérieurs avec la sclérose d'un ou plusieurs autres systèmes fasciculaires de la moelle et plus particulièrement avec la sclérose des faisceaux pyramidaux croisés. A ces lésions s'ajoutent encore les altérations des faisceaux cérébraux directs avec ou sans participation de ceux de Gowers. Enfin, mais exceptionnellement, les faisceaux pyramidaux directs, eux aussi, peuvent être pris, ainsi que cela résulte des observations de Kahler, Pick, Charrin et Babinski.

Observé pour la première fois par Friedreich, le tabes

combiné, dont la connaissance a été vulgarisée par un grand nombre d'auteurs, Kalher, Pick, Erb, Leyden, Pierret, Raymond et Déjerine entre autres, a été surtout bien étudié par Westphal (1), en Allemagne, et par MM. Ballet, Minor (2), et Grasset (3), en France.

Sans nous étendre plus longuement sur cette question, très intéressante d'ailleurs aussi bien au point de vue clinique et anatomo-pathologique qu'au point de vue pathogénique, nous nous bornerons simplement à en indiquer quelques caractères nécessaires pour l'intelligence des faits qui nous occupent en ce moment-ci.

Pour Westphal et l'école allemande c'est une sclérose systématique double ou combinée, ayant son entité anatomo-pathologique et clinique distincte.

Pour les auteurs français, MM. Ballet et Minor en particulier — car pour M. Grasset c'est une myélite mixte, possédant son entité nosographique — au contraire, c'est une fausse sclérose systématique, car elle n'a de systématique que l'apparence. En un mot, c'est une sclérose diffuse. Car, disent-ils, on y trouve des lésions vasculaires très prononcées et en disproportion notable avec celles des éléments nobles; le processus est certainement périvasculaire.

1. Westphal. *Ueber combinirte* (prim.) *Erkrankung der Rückenmarksstränge, in Arch. f. Psych.*, 1877, t. VII, p. 469 et 1879. t, IX, pp. 713 et 691.

2. Ballet et Minor. *Etude d'un cas de fausse sclérose systématique combinée de la moelle. in Arch. de Neurologie*, 1884, t. VII, p. 41.

3. Grasset. *Du tabès combiné (ataxo-spasmodique) ou sclérose postéro-latérale de la moelle. In Arch. de Neurol.* 1885, t. XI, pp. 150 et 380, et t. XII, p. 27.

De plus, ces derniers présentent des altérations qui ressemblent en tous points à celles que M. Charcot (1) a décrites dans les cas de myélites à marche aiguë ou myélites diffuses, à savoir : gonflement des cellules et tubes nerveux ; disparition des gaines à myéline ; gonflement et aspect variqueux des cylindre-axes, qui paraissent cassés avec des extrémités renflées ; présence des cellules araignées, qui, d'ailleurs, existent normalement dans le tissu interstitiel (Jastrowitz, Boll, Golgi, Debove) mais ne deviennent que plus apparentes dans les processus diffus.

Enfin, la raison principale qui engage ces auteurs à considérer ces cas comme des myélites diffuses, c'est la non-participation aux lésions des faisceaux pyramidaux directs qui, comme on le sait, font partie, au point de vue anatomique, des cordons latéraux. En présence de ces considérations, ces auteurs pensent qu'il s'agit là plutôt d'une sclérose diffuse que d'une sclérose systématique. Ne sont systématiques, par conséquent, pour eux, que les lésions qui intéressent en même temps les faisceaux pyramidaux directs ainsi que cela se voit dans quelques observations de Kahler et Pick (2) entre autres. Tel est le cas encore de MM. Charrin et Babinski (3). Mais ces cas sont exceptionnels.

Si l'on compare ce que nous venons de dire avec l'observation de M. Raymond (page 32) on n'aura pas de peine à voir que la différence n'existe pas. On aurait même dit que l'observation de M. Raymond avait été calquée sur la description de

1. Charcot. *Sur la tuméfaction des cellules nerveuses motrices et du cylindre-axe... in Arch. de physiol.*, 1871-72, p. 93.

2. Kahler et Pick, *in Arch. f. Psych.*, 1878, t. VIII, p. 251.

3. Charrin et Babinski. *Société de biol.*, 0 janv. 1880.

M. Ballet. « Je suis, dit ce dernier, d'autant plus porté à l'admettre (fausse sclérose systématique) que notre collègue note avec beaucoup de franchise l'origine périvasculaire du processus scléreux. M. Raymond n'aurait donc pas eu affaire à la lésion habituelle du tabes dorsalis, telle qu'on l'observe dans les cas typiques, mais à une lésion beaucoup plus étendue et probablement d'origine différente » (1).

D'ailleurs Tüczek (2) signale dans son livre cinq cas de paralysie générale pure avec topographie des lésions médullaires presque identiques.

Pathogénie du tabes combiné.

La pathogénie des scléroses combinées nous aidera à confirmer l'opinion de M. Ballet en même temps qu'elle nous donnera la clef de la pathogénie et, par conséquent, de la nature des lésions médullaires de la paralysie générale.

Pour MM. Westphal et Dejerine la leptoméningite joue un grand rôle dans la genèse de ces formes combinées de tabes.

Pour M. Grasset elles naissent comme toutes les scléroses systématiques primitives.

Pour MM. Ballet et Minor, nous l'avons déjà dit, elles sont d'origine vasculaire ; c'est une sclérose péri-vasculaire par opposition à la sclérose péri-tubulaire, qui est systématique.

Quoiqu'il en soit, les opinions de ces derniers auteurs semblent se rapprocher le plus de la vérité, car elles concordent parfaitement avec ce que nous savons, d'après les travaux de MM. Duret et Adamkiewitz sur l'irrigation de la moelle épinière.

1. *Semaine méd.*, 1892, p. 159.

2. Tüczek ; *Beiträge zur pathologischen Anatomie u. zu Pathologie der Dementia paralytica*. Berlin, 1884.

En effet, d'après ces auteurs, ainsi du reste que les expériences de Sténon, Singer et Münzer l'ont confirmé, la vascularisation intérieure de la moelle peut se diviser en deux systèmes différents : l'un antérieur, — dont le sang est fourni par l'aorte abdominale et lombaire — comprend les faisceaux pyramidaux directs, les cordons et cornes antérieurs et une partie des faisceaux de Gowers ; l'autre, au contraire, irrigue les cordons et cornes postérieurs, les faisceaux pyramidaux croisés, les faisceaux cérébelleux directs et une partie des faisceaux de Gowers. Le sang de ce système postérieur vient, par les vaisseaux à long trajet, des régions supérieures ou cérébrales. Irrigation de la moelle.

Or, de cette disposition anatomique normale des vaisseaux médullaires, nous pouvons tirer la conclusion suivante : toutes les fois que la circulation d'un des deux systèmes sera entravée par une cause quelconque, soit directe, soit indirecte, le domaine de son irrigation s'en ressentira et inversement : toutes les fois qu'un des deux territoires médullaires sera lésé, la cause en doit être cherchée dans l'altération du fonctionnement de son système irrigateur. Ceci est confirmé et par la clinique et par la médecine expérimentale.

Or, comme dans la paralysie générale les lésions médullaires, lorsqu'elles siègent dans la partie postérieure de la moelle, occupant, sinon toujours — car les anomalies et variétés individuelles sont fréquentes — du moins le plus souvent la même topographie dont nous avons parlé plus haut, il est, par conséquent, logique, croyons-nous, d'admettre qu'ici comme ailleurs il s'agit du même processus d'origine vasculaire.

Nous savons, d'autre part, que les lésions d'origine vasculaire suivent toujours les vaisseaux et, alors même qu'elles naissent primitivement dans la moelle, ne se systématisent à proprement parler jamais. Donc, elles seront d'autant moins systématiques, lorsque, par différentes voies, méninges, vaisseaux et, probablement lymphatiques, elles viennent d'une autre région, le cerveau par exemple, où les lésions sont généralement diffuses, ainsi et surtout comme dans les cas qui nous occupent. En un mot, il s'agit ici des lésions diffuses au sens propre du mot et par conséquent tout à fait différentes des lésions tabétiques qui sont, ainsi que nous l'avons vu, systématiques.

Si l'on admet cette interprétation — et, d'ailleurs, nous ne voyons pas qu'elle soit contestable ni contestée — on aura en même temps l'explication d'une autre particularité des lésions paralytiques. Nous voulons parler de leur prédilection pour la moitié postérieure de la moelle. On peut, sans doute, y voir l'effet d'une relation physiologique intime entre la région antérieure du cerveau et la partie postérieure de la moelle. Mais il est plus vraisemblable, croyons-nous, que la disposition normale des vaisseaux médullaires joue, en cela, un rôle prépondérant.

Nous avons vu, en effet, que les vaisseaux du système postérieur de la moelle proviennent en grande partie des régions supérieures du corps et qu'ils sont obligés, par conséquent, de parcourir un trajet plus long que ceux du système antérieur, qui viennent de l'aorte. Or, la clinique nous enseigne,— et la médecine expérimentale le confirme d'ailleurs — qu'un vaisseau s'altère d'autant plus facilement qu'il est plus éloigné de son centre. Eh bien ! d'après cette loi les vaisseaux du système postérieur, de par la longueur de leur trajet d'une part, de par leur grand détour par la région crânienne d'autre part, se trouvent dans les meilleures conditions de vulnérabilité. En effet, les altérations les plus fréquentes de la moelle d'origine vasculaire — que cette origine siège dans les vaisseaux eux-mêmes ou dans le cœur, peu importe — siègent le plus souvent dans cette partie de la moelle.

Ainsi Eisenlohr (1) rapporte tout récemment l'observation d'un homme atteint de gastrite atrophique primitive qui, elle, à son tour, amena une dyscrasie sanguine et une anémie grave avec troubles médullaires très prononcés. Peu nous importe et l'explication et l'enchaînement qu'il donne du processus, l'essentiel c'est qu'à l'autopsie de ce malade il trouva, à côté de nombreuses lésions vasculaires dans tous les organes, une sclérose nette des cordons latéraux et postérieurs. Dans ces derniers la lésion présentait la même topographie que dans le tabes classique.

Pathogénie.

C'est donc dans l'altération vasculaire qu'il faut chercher la cause de cette localisation particulière. Or, nous avons déjà dit que l'irrigation de cette région est commandée par celle du cerveau. Eh bien, dans la paralysie générale, la circulation cérébrale étant altérée de très bonne heure, il en résultera forcément que cette partie de la moelle sera, en même temps et presque aussi souvent, atteinte que le cerveau.

C'est ainsi — et par un chemin détourné — que nous arrivons à supposer *a priori* que le même processus pathologique doit se passer probablement dans le cerveau lui-même.

1. *Deutsch. med. Wochensch.* Décemb. 1892.

**Autres lésions paralytiques.** Mais à côté de ces lésions un peu spéciales, on trouve plus fréquemment, dans la moelle, les mêmes altérations que dans le cerveau. Schultze (1) entre autres, rapporte plusieurs autopsies de paralysie générale avec foyers de ramollissement disséminés dans toute la moelle.

Comme dans le cerveau, les méninges spinales sont toujours et de très bonne heure altérées, ce qui, soit dit en passant, n'est pas le cas dans le tabes.

Enfin, la lésion peut intéresser la substance grise seule. Ainsi, M. Joffroy (2) en a rapporté, tout récemment, un cas où la lésion intéressait principalement les cornes antérieures. D'autres fois, c'est autour du canal central ou dans le canal lui-même que siège la lésion.

**Altérations des nerfs périphériques.** Pour compléter la topographie des lésions signalons, en dernier lieu, les altérations des nerfs périphériques qui, d'ailleurs, n'ont rien de bien caractéristique. Pick (3), les considère comme très fréquentes, mais indépendantes de la lésion centrale. En effet, plus souvent que dans le tabes, ces névrites périphériques sont, dans la paralysie générale, le résultat d'une intoxication ou infection, si communes chez les malades atteints de cette affection.

En somme, comme on le voit, la lésion peut, dans la paralysie générale elle-même, intéresser plus ou moins tout le système cérébro-spinal. Mais, si nous défalquons les lésions exceptionnelles ou celles qui reconnaissent une autre origine, la vraie topographie des lésions paralytiques sera de beaucoup diminuée. Toutefois — [illegible] sans même parler des lésions

1. *Arch. f. Psych. u. Nervenkr.*, 1[illegible]0.
2. *Congrès de Blois*, 1892.
3. *Berl. Klin. Wochensch.*, 1881, 21 novem.

cérébrales — cette topographie, réduite à sa simple expression, ne ressemblera jamais à celle du tabes.

Ainsi, la topographie des lésions des cordons postérieurs — pour n'en parler que de celles-là qui sont de beaucoup les plus fréquentes — ne sera jamais identique à tel point de pouvoir se superposer avec celle du tabes. Ici comme ailleurs, les lésions paralytiques ne se départissent pas de leur caractère essentiellement diffus et irrégulier. Partout, dans la moelle et les nerfs aussi bien que dans le cerveau, on trouvera, à côté d'une région altérée, une région qui lui fait suite et qui est saine.

Si nous avons insisté un peu plus longuement sur la topographie de deux affections, c'est parce que nous avons cru qu'en pathologie nerveuse, ce qui est plus important à connaître, c'est plutôt la localisation des lésions que leur nature histologique. La connaissance de cette dernière, sans contredit, est très utile, du moins au point de vue pronostique, mais au point de vue où nous nous sommes placés, elle n'est que d'une importance secondaire.

Ainsi, nous l'avons déjà dit, la lésion de la paralysie générale ne s'en prend jamais, comme celle du tabes, à un seul domaine physiologiquement individualisé, mais elle atteint, dès le début même, une région anatomique, possédant des fonctions physiologiques multiples. Résumé des lésions.

De plus, dans l'extension progressive, elle ne garde jamais un ordre ou un rapport régulier, comme celle du tabes, avec des systèmes anatomiques et physiologiques différentiés, mais elle diffuse en tous sens et en frappe sans distinction, tantôt l'un, tantôt l'autre. Souvent même le processus ira s'attaquer à un point très éloigné de l'axe cérébro-spinal, alors qu'un autre, placé dans son voisinage ou sur son chemin, mais profondément situé, restera intact. Cette espèce d'élection de la lésion s'observe non seulement pour les systèmes de fibres différentiés, mais aussi et surtout pour les éléments de chaque système en particulier. Cette particularité du processus se voit très nettement dans les noyaux d'origine des nerfs bulbaires.

En vérité, dans le tabes lui-même, on peut, dans certaines régions, observer cette destruction parcellaire des éléments anatomiques, mais ce n'est que l'effet de la constitution normale de cette région. Ainsi, le nerf moteur oculaire commun n'est presque jamais atteint dans toutes ses branches, du moins au début du tabes. Mais, le même émiettement s'observe aussi dans les affections primitives de ce même nerf. Or, ceci résulte précisément de la disposition particulière de son origine. Nous savons, en effet, que cette paire nerveuse, à son origine, est plutôt un plexus nerveux qu'un nerf proprement dit. Partout ailleurs, la lésion tabétique sera régulièrement constituée et plus ou moins égale en étendue, sauf, bien entendu, dans ses terminaisons où elle s'épuise progressivement, ainsi que cela se voit dans les cordons postérieurs par exemple.

Or, nous l'avons vu, les lésions paralytiques dans les cordons postérieurs eux-mêmes ne sont jamais régulièrement réparties, ou plutôt elles n'occupent jamais la même topographie que celles du tabes. D'ailleurs, l'absence de certains symptômes tabétiques, dans la paralysie générale, en fait la preuve incontestable.

En un mot et sans plus y insister, la topographie des lésions paralytiques dans la moelle, alors même qu'elle est localisée aux cordons postérieurs seuls d'une part; alors même que les lésions tabétiques empiètent sur les cordons latéraux — ce qui, nous le répétons, est moins fréquent que dans la paralysie générale — d'autre part, la topographie des lésions de cette affection, disions-nous, ne sera jamais identique au point de pouvoir se superposer avec celle des lésions tabétiques.

### B. — Nature et pathogénie.

N'ayant pas de notions nécessaires, en ce qui concerne la pratique microscopique, nous serons obligé d'être bref sur cette question, en laissant à d'autres, plus compétents, le soin de démontrer que, même au point de vue histologique, ces deux affections sont différentes.

Toutefois, nous aurions pu, au besoin, invoquer les recherches récentes, — et non de moindre importance d'ailleurs — sur la nature de la paralysie générale et du tabes, pour faire ressortir la différence qui les sépare, mais nous ne croyons pas que cela soit bien nécessaire.

Valeur des lésions histologiques.

En effet, l'examen histologique, à lui seul, n'est pas toujours susceptible de permettre la détermination sûre et exacte de la nature d'un processus pathologique. Bien plus, cette incertitude de l'examen microscopique se rencontre souvent même dans les cas de néoplasies cliniquement et anatomiquement bien déterminés; elle est encore très grande dans certaines productions pathologiques développées dans les régions dont on connaît la structure histologique normale et où, par conséquent, la moindre métamorphose des éléments constituants se laisse facilement voir. Combien alors doit être difficile l'examen histologique des lésions, situées dans les régions, dont on ne connaît même pas l'anatomie normale ni la raison d'être des phénomènes normaux ou pathologiques qui s'y passent. Combien alors il serait illogique de conclure, dans ces cas, de par le simple examen microscopique, à la nature de la maladie elle-même !

Cet argument histologique est encore moins valable lorsqu'il s'agit du système nerveux et plus particulièrement du cerveau, où, quoique sa constitution soit très complexe — et que nous ne connaissons pas d'ailleurs — tous les processus pathologiques se réduisent, en somme, à ces deux phénomènes essentiels : métamorphose des éléments nobles dont le terme final est la disparition complète et prolifération du tissu de soutènement. Or, comme ce dernier ne joue qu'un rôle secondaire, on a été obligé de s'adresser aux éléments nobles pour demander, à leurs différents états pathologiques, la clef des phénomènes morbides.

Mais avant de juger, en toute sûreté, des modifications qui surviennent dans la constitution d'une région anatomique, il faut d'abord, croyons-nous, connaître son état normal et ses transformations physiologiques. En un mot, il faut connaître d'abord la vie de la cellule pour pouvoir, ensuite, en étudier les maladies.

Eh bien, c'est ce que l'on ne sait précisément pas pour le cerveau. Alors, comment peut-on prétendre pouvoir, d'après les seules modifications des éléments cellulaires par exemple, juger de la nature de la maladie, quand on ne connaît même pas ni leurs formes, ni leurs constitutions normales, ni leurs transformations physiologiques suivant les âges ! (Cornil et Ranvier).

Souvent on a pris, selon toutes vraisemblances, pour altérées, les cellules normales, mais modifiées avec l'âge ou par une autre condition inhérente.

Aussi, lorsqu'on essaie de trouver parmi ces dernières, un degré spécial de transformation qui soit pathognomonique de la paralysie générale, n'a-t-on souvent que l'embarras du choix. Pour s'en convaincre, il suffit de parcourir les travaux de ces dix dernières années et on ne tardera pas de s'apercevoir du nombre considérable des lésions, prétendues pathognomoniques, de la paralysie générale.

En effet, chaque auteur, en découvrant une nouvelle lésion, a tenu à lui attribuer une spécificité et à la regarder, à l'exclusion des autres, comme seule pathognomonique. Comme on le voit, c'est le même jeu qu'aux premières époques de l'histoire de la paralysie générale, avec cette différence, toutefois, qu'ici on combat avec des armes perfectionnées, tandis que là, on combattait avec des armes primitives. Aussi, les écueils sont-ils plus fréquents aujourd'hui qu'autrefois.

Lésions histologiques de la paralysie générale.

Invariablement, toutes les lésions de la paralysie générale, à commencer par l'arachnitis de Bayle ou les ulcérations de Calmeil, puis en passant aux cellules araignées (Lubimoff), à la néoformation vasculaire (Mierzejewski), ou à l'altération de leurs parois (Magnan), aux granulations épendymaires ou ventriculaires et à bien d'autres encore, pour la simple énumération desquelles il faudrait des pages entières, jusqu'aux dernières, récemment décrites par MM. Mendel, Tüczek, Kronthal, Zacher, Pierret et Klippel, toutes ces lésions, disions-nous, ont été, tour à tour, regardées comme pathognomoniques.

Toutes les fois qu'on découvrait un nouvel élément dans le

cerveau on ne tarde pas à en décrire la lésion dans la paralysie générale. Ainsi, on peut le dire, l'anatomie pathologique de cette affection marchait de pair avec celle de l'anatomie normale du cerveau. Mais par un amour-propre fâcheux — facile à comprendre d'ailleurs — la première devançait souvent la seconde et on croyait décrire quelquefois une nouvelle forme de la lésion, alors qu'il ne s'agissait que d'un état normal.

Quoi qu'il en soit, chaque lésion nouvellement décrite a eu son moment de célébrité dont elle jouissait jusqu'à ce qu'une autre, plus favorisée, ne fût élevée à cette place d'honneur. Alors, la précédente, tout en gardant son caractère pathognomonique, était classée dans le cadre des lésions d'importance secondaire. Enfin, lorsqu'on arrivait à découvrir, les mêmes lésions, dans les états quasi normaux, ou dans les états morbides différents de la paralysie générale, elles perdaient, de ce chef, leur spécificité même.

Ainsi, il y a dix ans, on considérait comme pathognomonique de la paralysie générale, entre autres, les lésions suivantes : inégalité des hémisphères cérébraux ; cellules araignées, de formes très variées, possédant un ou plusieurs noyaux ; augmentation du nombre des vaisseaux et altération de leurs parois avec prolifération des noyaux ; hémorrhagies sous-adventitielles ; enfin, un état trouble des cellules de l'écorce (Mierzejewski) et une division dichotomique de leurs noyaux (Meynert).

Eh bien, toutes ces lésions ou à peu près, ont été retrouvées par M. Brissaud (1) chez les sujets atteints de démence épileptique, avec cette différence toutefois, que les anévrysmes miliaires, qu'on trouve dans la paralysie générale, man-

1. *In Arch. de Neurol.*, 1880, t. 1, p. 213.

quaient chez ces malades ; mais cela tient, dit-il, à l'âge des malades. De plus, le siège des lésions n'était pas le même que celui dans la paralysie générale ; du reste, la différence en était très légère.

On a trouvé aussi certaines lésions paralytiques dans l'idiotie (1).

Lésions des fibres tengentielles.

Plus tard, lorsque Mendel eut découvert la disparition des fibres tengentielles de l'écorce, décrites par Exner, on crut que la lésion pathognomonique de la paralysie générale était trouvée. Malheureusement, Jendrassik puis Tüczek et Strümpell, trouvèrent la même ou « probablement » la même lésion dans le tabes, avec cette différence, toutefois, qu'ici la lésion siégeait dans les lobes occipitaux, tandis que, dans la paralysie générale, elle occupe la région habituelle, c'est-à-dire les lobes frontaux et principalement le gyrus rectus.

Fibres intra-corticales.

Tüczek (2) dans le livre où il a réuni ses anciennes publications, dit que les altérations des fibres à myéline intracorticales, qu'il a décrites dans la paralysie générale, ne se rencontrent dans aucune autre maladie.

Zacher (3), après avoir décrit les mêmes altérations, dit qu'elles ne sont pas pathognomoniques ni spécifiques de la paralysie générale, alors même qu'elles siègeraient dans le gyrus rectus, car il les a rencontrées, aux mêmes endroits, dans les psychoses épileptiques, les folies systématiques et dans les cerveaux séniles, où elles sont accompagnées encore d'athéromasie artérielle.

1. *Ibid.*, p. 391.
2. Tuczek ; *Beiträge zur pathologischen. Anatomie u. Zur Pathologie der Dementia paralytica*, Berlin, 1884.
3. Zacher ; *In Arch. f. Psych.* t. XVIII, h. 1-2.

Nous pourrions, toujours en nous appuyant sur des arguments aussi dignes de foi, continuer cette réfutation, mais nous nous arrêtons, considérant que ces quelques exemples que nous venons de citer, suffisent amplement à démontrer, qu'il est malaisé ou du moins prématuré de vouloir, d'après les seules lésions des éléments nobles, établir de plein pied, le diagnostic différentiel de l'affection qui nous occupe.

Paralysie générale sans lésion des éléments nobles

Il est d'autant plus téméraire de faire ainsi, que certains auteurs, dont la bonne foi et la compétence ne sauraient être mises en doute, signalent des cas de paralysie générale bien caractérisée, sans aucune lésion appréciable de l'écorce.

Ainsi, Savage (1) publie trois observations de malades ayant présenté tous les symptômes de la paralysie générale et à l'autopsie desquels il trouva, chez l'un, une collection (méningite) purulente sous-arachnoïdienne, dans les deux autres une pachyméningite hémorrhagique; mais dans aucun des cas il n'y avait de lésion appréciable du cerveau.

Dans un cas avec syndrome paralytique complet, P. Smith (2) trouva, dans le cerveau, un sarcome développé secondairement.

Chez une femme, ayant présenté la plupart des symptômes tabétiques et paralytiques, Buttersack (3) trouva une lepto-méningite cérébro-spinale intense avec endo-périartérite des vaisseaux, tandis que le cerveau et la moelle étaient complètement indemnes, sauf une légère altération de la

1. *In The Journ. of. Ment. Sc.*, 1884, p. 510, voir : *Manley, Ibid*, p. 512.

2. *The Journ. of Ment. Sc.*, avril, 1888.

3. *Arch. f. Psych.*, t. XVIII, h. 3.

périphérie, produite par le contact immédiat avec les méninges altérées.

Wernicke (1) a rapporté à la Société de psychiatrie de Berlin, le cas d'un tabétique présentant tous les symptômes de la paralysie générale et chez qui il a trouvé un foyer de ramollissement simple dans la circonvolution temporale gauche.

Hebold (2), au contraire, signale un cas avec début paralytique ; puis survint le tabes en même temps que les troubles psychiques disparurent ; à l'autopsie, il trouva un sarcome développé aux dépens des deux frontales supérieures.

Nous aurions pu continuer la série de ces cas, mais nous croyons que ceux-ci suffisent déjà à démontrer l'insuffisance d'un seul des éléments, la lésion ou le symptôme, pour établir le diagnostic différentiel.

Nous avons vu d'autre part qu'on peut rencontrer des cas de paralysie générale sans lésions appréciables de la substance nerveuse. Donc, on ne saurait, jusqu'à plus ample informé, considérer la lésion seule comme suffisante pour le diagnostic.

Qu'on ne vienne cependant pas nous accuser de vouloir contester à ces lésions des éléments nobles toute valeur importante ; pour nous, au contraire, elles jouent un rôle capital, voire même primordial, avec cette restriction, toutefois, que, d'après nous, elles doivent marcher probablement de pair avec celles des vaisseaux ou de la circulation (3). Seule-

1. *Sitzungsb. d. Gesellsch. f. Psych.*, 8 janv. 1883.

2. Allg. *Zeitsch. f. Psych.*, t. XLIV, h. 1.

3. Ainsi, dans un cas, Cowan a trouvé une altération très prononcée des cellules et des petits vaisseaux de l'écorce, tandis que le tissu

ment, il n'est pas toujours aisé de constater ce parallélisme.

Ainsi, sans parler des raisons d'ordre purement vital, nous dirons que cette difficulté de constatation est rendue encore plus grande par l'impossibilité où nous sommes de connaître, avec nos moyens actuels, les phénomènes morbides primitifs qui surviennent dans ces éléments, et qui sont probablement d'ordre dynamique.

Si nous y ajoutons encore notre ignorance complète du siège même de ces troubles primitifs, ainsi que notre ignorance, bien plus grande encore du siège de nos opérations psychiques, on verra que nous n'exagérons point, en disant que nous ne savons pas grand'chose de ce qui se passe dans le cerveau normal et à plus forte raison dans un cerveau pathologique.

Toutefois, il faut l'avouer, chaque découverte sur ce sujet est une nouvelle acquisition pour la médecine nerveuse, et tant qu'on restera sur ce terrain, ces découvertes seront d'une grande valeur; mais les déductions et les théories qu'on essaiera d'en tirer résisteront peu aux attaques du bon sens pratique, tant la base en est fragile !

Mais revenons à notre sujet et voyons comment il faut comprendre le processus de la paralysie générale.

Toutes les formes, macro ou microscopiques des lésions, qu'on peut rencontrer chez les paralytiques généraux, ne sont que les différentes expressions d'un même travail morbide qui représente le fond commun.

Paralysie générale maladie interstitielle.

Ce fond commun, qui a été bien établi par M. Magnan,

interstitiel était absolument normal. *In The Journ. of Ment. Sc.*, janv. 1884, p. 530.

consiste en une encéphalite interstitielle diffuse, une sclérose diffuse chronique du tissu interstitiel avec altération diffuse et irrégulièrement répartie sur les parois des vaisseaux et capillaires. — Ce fond commun est caractéristique et ne manque jamais ou du moins il ne manque qu'exceptionnellement. Il est tellement constant qu'on le rencontre même dans la moelle, où, habituellement, il fait défaut lorsqu'il s'agit des lésions primitivement systématiques. C'est ici, d'ailleurs, qu'il se montre avec une netteté telle qu'il a permis à M. Magnan de l'étudier.

Ceci nous ramène naturellement à parler de la pathogénie de la paralysie générale, qui est un critérium beaucoup plus décisif en faveur de leur différence.

Lésions histologiques du tabes.

Tout d'abord, disons quelques mots de la nature histologique du tabes, qui est très simple d'ailleurs. Cette lésion consiste dans la disparition plus ou moins complète des tubes à myéline d'abord, du cylindre-axe ensuite et la prolifération de la névroglie avec multiplication assez peu abondante de ses noyaux. Les vaisseaux sont assez souvent — mais cela seulement dans une période avancée — atteints d'endo-périartérite. Certains auteurs ont l'habitude de décrire encore des corps granuleux ; mais d'autres nient leur présence.

Quant aux lésions des cellules de la substance grise des cornes on n'a pas encore, sur elles, de connaissance précise. Toutefois, dans les cornes antérieures on a signalé l'atrophie des cellules.

En somme, les lésions sont banales, mais diffèrent complètement de celles qu'on rencontre dans la paralysie générale. Il n'y a pas l'ombre d'un doute à cet égard.

Pathogénie des deux affections. De même, au point de vue pathogénique, ces deux affections sont différentes.

Sans entrer dans tous les détails de cette question, bien développée par MM. Magnan et Mierzejewski (1), il est à peu près universellement admis, que la lésion principale de la

a Paralysie générale. paralysie générale commence probablement par les vaisseaux et les gaines lymphatiques. Le travail morbide, qui s'y établit, détermine, soit par irritation inflammatoire, soit par irritation mécanique prolongée, une prolifération du tissu conjonctif périvasculaire d'abord et des travées conjonctives qui en partent ensuite.

En même temps, la névroglie commence, elle aussi, à proliférer ; il y a, de plus, multiplication des noyaux névrogliques.

Cette prolifération généralisée du tissu interstitiel se manifeste, suivant l'endroit où on l'observe, sous différentes formes. Dans le cerveau, elle aboutit à la destruction des éléments nobles et consécutivement à l'atrophie de cet organe ; dans l'écorce et plus particulièrement à la surface du cerveau, elle détermine des ulcérations souvent peu étendues, mais toujours profondes, etc. En un mot, c'est une sclérose périvasculaire.

D'ailleurs, nous avons déjà fait pressentir cette pathogénie des lésions cérébrales quand nous avons parlé des lésions médullaires de cette affection. Dans la moelle, avons-nous dit, les lésions de la paralysie générale sont d'origine vasculaire : 1° parce que la topographie des lésions est la même

1. Magnan et Mierzejewski. *Arch. de physiol. norm. et pathol.* 1873, pp. 53 et 195.

que celle du système d'irrigation sanguine postérieure ; 2° parce que les vaisseaux de ce système, de par leur disposition anatomique, sont particulièrement vulnérables ; enfin 3° parce que l'examen histologique y découvre des éléments des lésions diffuses en général. La même disposition anatomique des vaisseaux cérébraux nous donne l'explication de la genèse des lésions cérébrales.

Dans le cerveau, en effet, les vaisseaux occupent, comme on le sait, une direction plus ou moins verticale — déjà une mauvaise condition pour la nutrition des éléments.

De plus, les vaisseaux cérébraux sont entourés de gaines lymphatiques, ce qui fait que ces vaisseaux sont les moins élastiques de l'économie. Le tout, enfin, vaisseaux et gaines lymphatiques, est logé dans la substance cérébrale qui est très peu élastique, ce qui diminue encore davantage la résistance des vaisseaux et en facilite, par conséquent, l'ectasie.

Or, de par la pathologie générale nous savons que l'athéromasie artérielle entrave singulièrement la circulation sanguine et, par la défectuosité de la nutrition qui en résulte, détermine les souffrances des éléments anatomiques.

Eh bien, si par une cause quelconque la résistance normale des vaisseaux cérébraux est diminuée — ce qui est, d'ailleurs, assez facile, étant données les particularités mentionnées — la continuité et la régularité de la circulation cérébrale seront altérées. Il en résultera, par conséquent, une augmentation ou une diminution, suivant le cas, de la tension sanguine dans les capillaires de l'écorce, d'où, en dernier lieu, souffrance et mort des éléments nobles.

Lorsqu'au contraire la circulation intra-cérébrale est très active, les vaisseaux ne pouvant pas la régulariser, il se produira dans les capillaires une stase, ce qui encore diminue les échanges nutritifs et amène, par conséquent, la misère physiologique des éléments nobles.

Telle est grosso-modo la marche du processus des lésions paralytiques.

b. Tabes. Dans le tabes, au contraire, la majorité des auteurs, placent, avec MM. Charcot et Vulpian, la lésion primitive dans le tube nerveux lui-même. Qu'elle soit inflammatoire, comme le veulent ces derniers auteurs, ou dégénérative, comme le prétend l'école allemande, peu nous importe, l'essentiel est de savoir que la lésion attaque primitivement le tube à myéline. L'action de la circulation n'est que secondaire car on ne s'expliquerait pas autrement cette localisation du processus. Les troubles bulbaires du début seraient d'origine vasculaire d'ordre réflexe.

Donc, c'est la fibre nerveuse qui s'altère en premier lieu. Quant à la prolifération de la névroglie, elle serait, d'après les uns, le résultat inflammatoire, d'après les autres ce serait, au contraire, un effet mécanique destiné à combler le vide. Mais cela n'a pas d'importance.

Ce qui est plus important, au contraire, c'est l'intégrité des vaisseaux au début et pendant assez longtemps après, ainsi que cela résulte de plusieurs cas publiés de tabes incipiens. D'ailleurs, la lésion vasculaire dans le tabes est tout à fait banale et produite par le simple contact avec la névroglie altérée, car, en dehors de la zone sclérosée, les vaisseaux sont sains. En outre, ainsi que l'a montré Vulpian, tandis que la péri-artère est toujours altérée, l'endartère, au contraire, reste le plus souvent intacte. Bref, c'est une sclérose péri-tubulaire.

D'après ce que nous venons de dire, ces deux maladies diffèrent complètement. Malheureusement, ce ne sont pas les seules opinions et la question de la pathogénie, avec les progrès de la science, semble se compliquer de plus en plus.

Différentes opinions sur la pathogénie des deux affections.

Ainsi, MM. Letulle (1) et H. Martin (2), ont essayé de rapporter toutes les scléroses en général et celle du tabes en particulier, à une sorte de diathèse fibreuse, où l'altération vasculaire jouerait un rôle primordial; le tabes serait, d'après eux, d'origine interstitielle.

Pour Adamkiewitz, il y a un tabes d'origine parenchymateuse et un tabes d'origine vasculaire ou interstitielle.

Arndt, au contraire, pense que la stase et l'engorgement lymphatiques suffisent à la production de la sclérose des cordons postérieurs.

Mais ce ne sont là que des vues de l'esprit, et quoi qu'il en soit d'ailleurs, l'opinion de M. Charcot n'en reste pas moins vraie : le tabes est quand même d'origine parenchymateuse.

De même, pour la paralysie générale, à côté de l'opinion classique, sur laquelle il est inutile de revenir, il y a, aujourd'hui, un nouveau courant qui tend à s'établir. Il ne s'agit ni plus ni moins que d'admettre, pour la paralysie générale elle-même, une origine parenchymateuse.

C'est l'opinion de M. Pierret et surtout de M. Joffroy qui, à différentes reprises (Congrès de Lyon, 1891 et Congrès de Blois, 1892), revient sur cette question.

En 1892, M. Joffroy (3) rapporte même l'observation

1. *Gaz. méd.*, 1880, pp. 501 et 518.
2. *Revue de méd.*, 1881, pp. 369 et 378.
3. *Bull. méd.*, 1892, p. 1130.

d'une paralytique générale qui, comme lésions, présentait une altération très prononcée des cellules de l'écorce, tandis que les vaisseaux et le tissu interstitiel étaient très peu altérés.

D'autres auteurs, Wagner, Cowan, Tüczek, Mendel entre autres, ont rapporté des cas analogues ou à peu près.

Suivant M. Raymond, c'est plutôt la fibre nerveuse qui se met à dégénérer la première ; mais c'est là une nuance très légère.

Or, cette origine parenchymateuse n'est pas encore tout à fait démontrée; ce n'est qu'une présomption clinique. En effet, les symptômes les plus précoces et qui manquent rarement ce sont les troubles mentaux. Donc, il serait illogique d'admettre que, dans la paralysie générale, ce qui s'altère le premier, c'est le tissu interstitiel, élément inerte et passif, alors que nous savons *a priori* que les opérations psychiques doivent siéger dans les cellules de l'écorce.

D'autre part, on observe souvent la sclérose, dite sénile, du tissu interstitiel, sans que pour cela les opérations psychiques souffrent.

Éléments de l'idéation.

En un mot, et sans y insister davantage, ce qui commencerait à s'altérer tout d'abord c'est l'élément de l'idéation.

Quoique très logique, cette opinion doit néanmoins, — et jusqu'à plus ample informé — rester en suspens et pour cause. Et cela, d'abord, parce qu'il est impossible, aujourd'hui, de constater la lésion primitive de ces éléments, laquelle, sans doute, est dynamique, ensuite et surtout parce que l'on ignore complètement son siège exact, ainsi, d'ailleurs, que celui de nos opérations intellectuelles.

Puis, il est difficile d'admettre, croyons-nous, une lésion des éléments nobles, alors que leur nutrition est intacte. On a souvent constaté, à la vérité, une disproportion entre les lésions cellullaires et celles des vaisseaux, au désavantage de ces derniers ; mais, néanmoins, ces lésions vasculaires existent. D'ailleurs, il n'est pas toujours nécessaire que ces dernières soient bien prononcées pour produire des désordres dans les éléments nobles, car, dans les athéromaties les plus avancées, on n'observe souvent rien du côté de l'intelligence. D'autres fois, au contraire, un léger trouble circulatoire ou nutritif, et que, soit dit en passant, on ne constate presque jamais, suffit quelquefois à amener des désordres les plus graves dans le bon fonctionnement de l'appareil psychique. Tels sont, par exemple, les troubles mentaux dans certaines maladies du cœur.

Toutefois, la théorie cellulaire n'est pas absolument insoutenable. Il faut seulement admettre cet axiôme, applicable, du reste, à toutes les affections organiques : la cellule ne s'altère que lorsqu'elle y est prédisposée ; les troubles circulatoires ou nutritifs — et d'où qu'ils viennent d'ailleurs — ne sont qu'un prétexte, secondaire si l'on veut, mais indispensable.

En effet, ces deux facteurs sont tellement inséparables que dans bon nombre d'affections, organiques ou sans lésions, du système nerveux, pour n'en parler que celles-là, leur présence est absolument nécessaire *sine qua non* d'altération. Ceci est vrai, aussi bien pour la folie paralytique que pour toutes les folies, dites sympathiques, dont celles, d'origine cardiaque, formeraient le type.

Paralysie générale d'origine parenchymateuse et de nature systématique.

Toujours est-il que, d'après cette conception, la paralysie générale serait, au point de vue pathogénique, identique au tabes dorsalis.

Bien plus encore. La paralysie générale serait, d'après Tüczek, ni plus ni moins qu'une affection systématique, du moins des fibres d'association sous-corticales de Meynert. Or, comme certains auteurs admettent déjà la systématisation des lésions médullaires de la paralysie générale, il est évident alors, que cette affection, considérée jusqu'à présent comme diffuse, doit, de ce chef, rentrer, elle aussi, dans le cadre des affections systématiques, au même titre que le tabes, et que, par conséquent, il n'y a plus de raison d'invoquer ce caractère différentiel.

Malheureusement, cette opinion, quelque séduisante qu'elle soit, demande, comme la première, à être confirmée.

D'ailleurs, en admettant même que la paralysie générale soit d'origine parenchymateuse, s'ensuit-il qu'elle soit pour cela identique au tabes?

Nullement.

Quoique d'origine parenchymateuse, ajoute notre cher maître, M. le Dr Joffroy, la paralysie générale de par sa diffusion généralisée précoce et surtout de par l'irrégularité de son processus expansif, ne ressemble en rien au processus tabétique qui, d'abord localisé à un système physiologique individualisé, s'étend régulièrement et lentement, conservant toujours un rapport plus ou moins constant avec les systèmes anatomo-physiologiques différents.

Donc, jusqu'à nouvel ordre, la paralysie générale restera comme une affection de nature interstitielle, diffuse et comme telle par conséquent elle différera complètement du tabes, qui, lui, est d'origine parenchymateuse et systématique.

Ainsi donc, ni au point de vue anatomo-microscopique ni au point de vue pathogénique ces deux formes cliniques ne se ressemblent point.

Cette dissemblance est encore bien plus grande en clinique. Clinique.
C'est là, en effet, qu'on arrive avec plus de certitude à faire ressortir les caractères essentiels d'une maladie; c'est là encore — exception faite, bien entendu, des maladies à microbes ou à cellules pathologiques connues — qu'on apprend bien à juger de la nature de la maladie.

Au commencement de la pratique microscopique l'engouement a été si grand qu'on a voulu classer toutes les maladies d'après la lésion macro ou microscopique seule. Mais on n'a pas tardé à s'apercevoir que dans beaucoup de formes morbides, prétendues différentes, il existait, en somme, le même fond commun, l'inflammation par exemple. Aussi, les anciens, en demandant à la clinique la base pour la classification nosographique, ne se seront-ils pas trompés.

En effet, la clinique ne se borne jamais à un seul signe, mais elle prend en considération tout ce qui peut lui servir et surtout l'enchaînement des événements et leur rapport de cause à effet.

L'anatomie pathologique et l'histologie ont, sans aucun doute à cet égard, d'immenses mérites, mais elles ne peuvent pas, à elles seules, servir de base pour la classification en pathologie. Ainsi, pour n'en citer qu'un exemple, la théorie clinique ou théorie d'observation pure de Laënnec sur l'unité de la tuberculose l'a emporté sur la doctrine anatomique ou théorie dualiste de cette affection qu'on a essayé de lui substituer.

## C. — Clinique.

### 1° *Symptomatologie.*

Quiconque a observé ces deux états morbides, aura, sans doute, remarqué combien est grande la différence qui les sépare et, par conséquent — et quoi qu'en disent certains auteurs d'ailleurs — il n'est pas indifférent d'avoir l'un ou l'autre. A ce point de vue général il ne peut y avoir l'ombre d'un doute possible. Nous sommes tellement convaincus de ce que nous avançons, que nous ne craignons pas d'être contredit par ceux même qui prétendent que ces deux formes cliniques ne sont, en somme, que deux moitiés d'une même affection.

Cela étant, passons aux faits.

La symptomatologie de ces deux affections est, croyons-nous, suffisamment connue de tous, pour que nous soyons obligé d'y insister. Ce qu'il faut, au contraire, que nous démontrions, c'est que, malgré l'identité parfaite de certains symptômes, pris isolément, malgré un certain air de famille, et la tendance de s'associer, ces deux affections n'en restent pas moins indépendantes et complètement différentes.

Et d'abord un symptôme, quel qu'il soit d'ailleurs, est-il toujours suffisant, à lui seul, pour établir le diagnostic différentiel?

Nous ne pouvons mieux faire que de reproduire un passage de Trousseau : «.... mais ici, disait-il, comme d'ailleurs dans ce qui est du domaine de la clinique, ce ne sont point des symptômes, pris isolément, c'est leur ensemble, leur mode d'apparition et d'évolution; ce sont les rapports qu'ils ont entre eux qui caractérisent la maladie. Ce n'est point un coin seul du tableau, c'est tout le tableau qu'il faut regarder; ce n'est pas une seule scène du drame, c'est le drame tout entier qu'il faut voir pour le bien connaître » (1). Ceci est très vrai encore aujourd'hui.

En effet, un seul symptôme ne suffit pas, du moins dans la plupart des cas sinon dans tous, pour décider du diagnostic. Il est des symptômes, à la vérité, qui par leur fréquence sinon constante, par leurs caractères spéciaux suffisent, assez souvent, aux yeux exercés d'un clinicien pour trancher la question. Mais ici encore, on est bien aise d'avoir quelques renseignements sur ceux qui ont précédé ou annoncé l'apparition de ces gros évènements, si nous pouvons nous exprimer ainsi.

Ces symptômes, en effet, ne sont jamais ni aussi isolés ni aussi simples qu'ils paraissent l'être; au contraire, ils ont toujours quelque chose de propre qui les différencient suivant la maladie.

D'ailleurs, un seul symptôme n'est pas toute la maladie; ce n'est qu'un élément, une manifestation extérieure de la maladie. Or, « quelle que soit la nature de la maladie, dit M. Jaccoud, les symptômes sont toujours contenus dans la sphère des attributions fonctionnelles de l'organe lésé, qu'ils y sont rigoureusement adéquants et que les dissemblances, issues de la différence de nature, ne portent que sur l'enchaînement et la marche des phénomènes, ou bien sur les

1. Trousseau. *Clinique méd.*, 7e éd., t. II, p. 303.

éléments morbides communs » (1). Ce principe est surtout vrai en ce qui concerne le système nerveux.

L'axe cérébro-spinal, en effet, n'est pas un tout homogène comme les autres organes qui présentent, dans le plus petit coin de leur domaine, et la texture et les fonctions en tous points identiques. Ici la nature de la lésion primera toujours le siège, là, au contraire, ce qui prime c'est le siège de la lésion et la nature ne vient qu'en second lieu.

Facultés intellectuelles dans le tabes.

Les anciens, Duchenne, Trousseau, entre autres, avaient prétendu que l'intelligence, dans le tabes, reste intacte, comme la force musculaire, jusqu'à la fin de la maladie. C'est en quoi ils avaient parfaitement raison. Car, en dehors des complications cérébrales — ce qui n'est pas, soit dit en passant, l'apanage exclusif des cérébraux seuls — les tabétiques, quoi qu'on en ait dit, ne présentent pas de troubles intellectuels.

Or, comme ces auteurs n'ont pas eu l'occasion d'observer — tellement sont rares — ni ces complications ni surtout l'association de cette maladie avec la paralysie générale proprement dite, ils ont cru, à tort du reste, pouvoir en faire une règle absolue. D'autres, Grisolle par exemple, sont allés même plus loin et ont voulu voir, dans le tabes, un préventif contre les maladies mentales. Et c'est en cela qu'ils avaient tort. Mais c'est tout; la première opinion n'en reste pas moins vraie : les tabétiques raisonnent comme les individus normaux, du moins c'est ce qui se passe dans la grande majorité des cas.

1. Jaccoud. *Clinique méd. Charoli*, t. III, leçon d'ouverture.

Comme preuve, il suffit d'invoquer le souvenir des grands hommes qui, quoique tabétiques depuis longtemps, sont morts en pleine possession de leurs facultés psychiques. Il suffit aussi de traverser les différents bureaux et cabinets de travail, les salons et auditoires, en un mot tous les refuges de la haute intelligence, pour se convaincre du nombre considérable des tabétiques dont les facultés psychiques et intellectuelles sont intactes ou du moins si peu altérées qu'elles donnent illusion d'un parfait fonctionnement.

Cependant, il faut l'avouer, tous les tabétiques n'ont pas une intelligence irréprochable.

Dans la même promenade ou ailleurs, on rencontrera des tabétiques — et ceux-là, malheureusement, sont nombreux — qui présentent des troubles, plus ou moins marqués dans la sphère des opérations mentales.

Tabétiques riches.

M. Fournier prétend même que tous les tabétiques qu'il a pu suivre de près avant et pendant la maladie, c'est-à-dire les tabétiques de la classe aisée, ont présenté quelque chose d'anormal. Ce ne sont plus, dit-il, ni les mêmes esprits, ni les mêmes intelligences; la cérébration dans toutes ses formes a changé. C'est possible. En effet, c'est chez les malades de cette classe, comme de celle à profession libérale, où, d'habitude, les affections de ce genre se plaisent fort bien, qu'on peut observer ces légères nuances des troubles intellectuels. Mais, c'est dans ces mêmes classes de malades qu'on trouve le terrain le plus fertile, en même temps une foule d'autres causes, autrement plus favorables que leur tabes, à la production de ces déséquilibrations intellectuelles.

Ainsi, sans parler de causes inhérentes ou de celles qui proviennent des maladies préexistantes, signalons toute une série des causes occasionnelles ou déterminantes qui peuvent, à elles seules, chez les personnes prédisposées, produire d'une façon passagère ou durable suivant l'intensité de l'agent ou la fertilité du terrain, des désordres mentaux très divers.

Excès.

Tels sont les excès de toute sorte, qui, à la vérité, peuvent ressortir à la maladie naissante, elle-même, mais qui sont quelquefois volontaires et indépendants, suffisent le plus souvent, à amener, chez ces sujets, un certain degré d'obtusion des sens intellectuels.

Intoxications.

Mais plus importantes, à cet égard, sont les infections et les intoxications, auxquelles ces individus, de par leur disposition héréditaire, sont exposés.

C'est ainsi que la syphilis, après avoir éveillé la diathèse tabétique, peut, en se portant vers le cerveau, déterminer en même temps la paralysie générale, si, toutefois, le sujet s'y prête. Nous ne parlons pas, bien entendu, des lésions syphilitiques du système nerveux, dont le complexus symptômatologique peut simuler plus ou moins le tabes dorsalis et la paralysie générale classiques.

Mais, pour simuler ces deux affections, les lésions syphilitiques n'en diffèrent pas moins complètement, ainsi que nous l'avons déjà dit. D'ailleurs, ce n'est pas ici le lieu pour réfuter cette question.

Quant aux intoxications, signalons plus particulièrement l'alcoolisme et le morphinisme, dont l'usage et l'abus sont si répandus aujourd'hui. Or, on sait combien sont fréquents les désordres intellectuels chez ces intoxiqués, en dehors même de toute lésion préexistante du système nerveux. Les tabétiques, à cet égard, se trouvent dans d'excellentes conditions.

Ces derniers, en effet, soit pour calmer leurs douleurs atroces, soit pour satisfaire leurs passions vicieuses, usent largement de narcotiques de toute nature. Aussi, qu'y a-t-il d'étonnant à ce que, chez ces malades à terrain si fertile, tout puisse pousser.

Bien plus, comme dans la question du terrain en général, il y a encore la question de la variété du produit suivant l'espèce qui engendre, rien ne sera moins étonnant non plus que certains tabétiques sous l'influence de ces intoxications, le terrain spécial aidant, puissent verser dans la paralysie générale elle-même.

Toutefois, ces cas, ainsi que nous l'avons vu, sont relativement rares, puisque nous n'en avons pu recueillir que 108 véritablement authentiques. Généralement, ce sont des troubles vulgaires de la déchéance mentale qu'on observe chez des tabétiques.

Mémoire chez les tabétiques.

En d'autres termes ce qu'on peut observer le plus souvent, mais non pas toujours, comme certains auteurs veulent bien le dire, c'est une simple diminution de la mémoire.

Or, cette diminution des facultés intellectuelles suffit-elle pour affirmer, comme on se plaît à le faire, que ces malades sont, sinon déjà des paralytiques généraux proprement dits, du moins en train de le devenir?

Nous ne le croyons pas.

Quel est, en somme, le critérium de l'intelligence normale? Quelle est la limite extrême où l'on cesse d'être normal pour devenir pathologique? En un mot existe-t-il un type d'après lequel on puisse classer tous les degrés des opérations mentales?

Non; tout y est relatif.

Tout est relatif en matière de cérébration aussi bien d'un individu à l'autre — ceux-ci se trouvant dans les conditions normales à tous les points de vue — que chez le même sujet considéré à différentes périodes, voire même à différents moments de la vie. Un homme, génie ou savant peu importe, qui fait aujourd'hui un chef-d'œuvre, demain produira, peut-être, quelque chose d'une valeur très médiocre, sinon tout à fait nulle, sans qu'on puisse, pour cela, dire que cet homme est voué à la paralysie générale par exemple.

Quoi qu'il en soit, la diminution de l'intelligence n'est pas une raison suffisante pour soutenir que ces individus sont atteints de paralysie générale. Cette assertion est tout à fait gratuite et ne repose sur aucune base solide. Car, enfin, ce n'est pas toujours la diminution de la mémoire qui annonce le début de la paralysie générale. Au contraire, on constate souvent une exagération des fonctions intellectuelles, qui, elle, d'ailleurs, est d'ordre pathologique elle-même.

Sans insister davantage sur cette question, très intéressante d'ailleurs, nous dirons qu'en dehors d'une complication réelle, ces troubles de la mémoire ne sont jamais assez prononcés pour qu'on puisse les qualifier de nature de la paralysie générale proprement dite.

Troubles psychiques.

Quant aux troubles psychiques vrais, il n'ont rien de bien particulier : les tabétiques à cet égard se comportent comme les autres individus en puissance de délire.

Nous ne parlons pas, bien entendu, des maladies mentales proprement dites, qui peuvent s'associer au tabes, ainsi que Romberg, Kirn, Türck, Leyden, Topinard, Tigges et Rey en ont rapporté des exemples ; nous n'avons en vue que les différents troubles psychiques, qui peuvent survenir, au cours du tabes, en vertu de la même loi fondamentale de l'hérédité qui régit la pathologie mentale en général, et les troubles psychiques survenant au cours des affections chroniques ou aiguës en particulier : la dégénérescence de l'appareil psychique.

En effet, ne délire pas qui veut ; il faut pour cela une disposition d'esprit particulière, un entraînement pour ainsi dire héréditaire du cerveau. « Il est, dit M. Ball, un principe général qu'il ne faut jamais oublier : sans une cause spéciale qui prépare le terrain, les causes morbides ne pourraient jamais atteindre l'intégrité des fonctions intellectuelles. » Or, si l'on admet que dans les folies en général le terrain joue le rôle principal, tandis que les autres causes, morales ou physiques, ne sont que des adjuvants, pourquoi alors n'admettrait-on pas que les troubles organiques, avec ou sans lésion, puissent, eux aussi, en vertu de la même loi, retentir sur l'appareil psychique.

C'est à tort, croyons-nous, qu'on désigne les différentes formes de troubles psychiques du nom de la maladie au cours de laquelle ils ont pris naissance. En effet, toutes ces variétés n'ont rien de caractéristique pour qu'on puisse, étant donné un délire, diagnostiquer la maladie antérieure, on ne peut pas non plus, étant donnée une maladie, dire quelle sera la forme de la vésanie au cas où elle surviendrait. Bref, la forme et la gravité de la lésion n'est nullement en rapport avec la variété du délire : il y a des lésions très graves dans leur essence et qui cependant sont souvent accompagnées de délires euphoriques et inversement.

D'ailleurs, ces diverses formes de folies, dites folies sympathiques, ne sont, en somme, que les éléments constituants du grand groupe psychopathique connu sous le nom générique de folie. Or, personne ne conteste la prédisposition héréditaire de la folie. Pour tous, au contraire l'hérédité est l'élément le plus important, tandis que les autres causes ne sont que des causes secondaires, un prétexte quelconque.

Est-ce qu'on tient compte aujourd'hui des affirmations du malade ou de la famille, d'après lesquelles les troubles psychiques seraient survenus à l'occasion d'une perte d'argent, ou à la suite de la mort d'un des proches parents par exemple ? Est-ce que les délires qui se montrent au cours du mal de Bright, de l'érysipèle, des oreillons et tant d'autres affections, doivent être mis sur le compte de la maladie préexistante ? Certes, il y a des auteurs qui disent oui, en l'expliquant par un empoisonnement de la cellule de l'écorce. Mais, comment alors expliquer l'absence de ces troubles mentaux dans la grande majorité des cas, où, cependant, le même processus infectieux existe. Force est donc d'admettre une différence de l'équilibre cérébral.

Il en est de même dans le tabes. Cette affection peut, elle aussi, comme les autres, être la pierre de touche de l'équilibre cérébral.

A côté des auteurs, cités plus haut, signalons encore Benedict, qui mentionne, chez des tabétiques, un certain degré de dépression psychique.

Ensuite Krafft-Ebing, Tigges, Rey, Gruet et beaucoup d'autres encore qui parlent de mélancolie pouvant aller jusqu'à l'anxiété avec accès de délire de persécution et hallucinations.

Lypémanie tabétique.

Pour M. Rougier, au contraire, les troubles psychiques

sont toujours en rapport direct avec les lésions anatomiques du cerveau.

Ces troubles, fondés, d'après lui, sur les impressions sensorielles normales, consistent en un délire de persécution uni à un état lypémaniaque à forme rémittente, apparaissant, en général, en même temps que les altérations des organes des sens et disparaissant avec elles ou persistant définitivement avec la lésion constituée.

Et d'abord les douleurs tabétiques — si fortes qu'elles soient — ne sont pas capables, à elles seules, de déterminer un accès maniaque. Car tous les tabétiques, ou à peu près, souffrent et pourtant ne délirent pas tous.

Puis, il y a d'autres affections douloureuses qui ne produisent pas de troubles psychiques, comme d'autre part, il y a des affections non douloureuses et qui s'accompagnent de délire. C'est un fait d'observation journalière.

Quant aux impressions sensorielles et interprétations anormales, elles sont, pour nous, plutôt un signe du déséquilibre mental qu'un agent déterminant des troubles psychiques.

Ensuite, il parle d'un rapport entre l'évolution de la lésion anatomique et la vésanie, mais il ne le démontre pas suffisamment. « Les troubles sensoriels, dit M. Féré, n'influent que sur la forme du délire et ne le créent point ». Lorsqu'un aliéné, dit cet auteur, se plaint d'avoir, dans le ventre, un ennemi et qu'à l'autopsie on trouve un cancer de l'estomac, on ne dit pas qu'il s'agit d'une folie cancéreuse, mais bien que le sujet est à la fois cancéreux et vésanique. De même ici il ne s'agit pas d'une lypémanie tabétique véritable mais bien de tabétiques en même temps lypémaniaques. S'il en est ainsi, la preuve en est que certains sujets en puissance de tabes présentent des troubles psychiques avant tout phénomène tabétique (Féré. Obs. XLI et LIII) (1).

Goldstein a rapporté l'observation d'un tabétique sans aucune lésion céphalique (cerveau et nerfs crâniens), qui présentait de la lypémanie anxieuse avec idées d'empoisonnement et de suicide.

Moeli, de son côté, a cherché les rapports qui pourraient exister entre les lésions céphaliques du tabes et les troubles psychiques et a trouvé que, tandis que l'atrophie papillaire se rencontrait chez 8, 3 0/0 des tabétiques sans troubles psychiques, elle n'existait, au contraire, que dans la proportion de 3, 5 0/0 des tabétiques avec troubles psychiques.

Dans 32 cas de tabes avec ophthalmoplégie complète et exophthalmie plus ou moins prononcée Westphal n'a rencontré que 6 fois des troubles psychiques.

Quoi qu'il en soit, ces troubles sont très rares et, en dehors d'une véritable complication surajoutée, les désordres intellectuels ne sont jamais assez prononcés pour nécessiter la séquestration ou en faire arriver à craindre pour l'existence du tabétique délirant. Jamais, en effet, on n'a vu ces malades se suicider ou du moins présenter des idées du suicide, comme cela s'observe assez fréquemment dans d'autres affections organiques, du cœur ou de la vessie par exemple.

Or, est-il besoin d'insister sur la valeur et la constance de ces troubles mentaux dans la paralysie générale ?

Donc, à ce seul point de vue, les tabétiques diffèrent complètement des paralytiques généraux. Et s'il fallait choisir

1. *In arch. de Neurol.*, 1884, t. VII, p. 34.

entre les troubles mentaux de ces deux affections on n'hésitera certainement pas — pas même les identistes — à opter pour ceux du tabes.

Analysés de près, les autres symptômes, quoique en apparence semblables, présenteront les mêmes différences quant à leurs modes d'évolution. Car, ce n'est pas dans son expression brute qu'il faut considérer un symptôme, mais bien et surtout dans sa manière d'être.

Certains de ces symptômes se prêtent plus particulièrement à l'examen critique.

Troubles médullaires au début de la paralysie générale.

Mais avant d'en arriver là signalons — pour en finir — quelques particularités des symptômes médullaires au début de la paralysie générale.

Beaucoup de paralytiques, en effet, présentent, longtemps avant l'apparition des troubles psychiques — pendant la période prédélirante de Christian — des symptômes tabétiques, tels que : douleurs fulgurantes, névralgies trifaciales, troubles génito-urinaires, crises gastriques, incoordination motrice, impuissance et signe de Romberg. Si bien qu'en présence de ces symptômes les observateurs les plus rompus en matière des maladies du système nerveux restent perplexes.

Puis lorsqu'un jour, les troubles psychiques éclatent, tous ces symptômes médullaires disparaissent comme par enchantement. Les malades ne s'en plaignent plus et les médecins ne les constatent pas non plus ; ils ont cédé la place à d'autres. Ceci a fait dire à certains auteurs que, lorsque chez les tabétiques — car on prenait ces paralytiques pour des tabétiques — les troubles mentaux de la paralysie générale apparaissent, le tabes s'améliore ou disparaît. Ce phénomène est connu, aujourd'hui, sous le nom de rémission des symptômes médullaires de la paralysie générale après l'apparition des troubles mentaux.

Or, ceci, dans le tabes vrai, n'existe pas. Les symptômes tabétiques ne disparaissent pas, alors même que le tabes est stationnaire depuis longtemps. Ils ne disparaissent pas non plus après l'apparition de la paralysie générale, elle-même. D'ailleurs, nous nous sommes déjà expliqués, sur ce point, au début de cet article.

Passons maintenant à l'examen de certains symptômes.

Atrophie papillaire.

On s'accorde généralement à admettre l'atrophie papillaire, dans le tabes, dans une proportion de 20 pour 100 en moyenne ; dans la paralysie générale la proportion en est très variable.

Peltesohn l'a trouvée 3,06 fois sur 100 alors que dans le tabes il rive jusqu'à 21, 73 pour 100.

Mendel l'a rencontrée 4-5 fois sur 100 ; enfin Marie et Siemerling 6 pour 100.

La différence, comme on le voit, est très grande, puisque, dans le tabes, nous avons pris un chiffre moyen tandis que dans la paralysie générale, au contraire, les chiffres représentent le maximum. Donc, s'il y avait véritablement une relation intime entre le tabes et la paralysie générale, cette atrophie optique serait beaucoup plus fréquente dans cette dernière affection. Elle devrait l'être même d'autant plus, vu que le substratum anatomique de la paralysie générale comme on le sait, est le cerveau et les méninges crâniennes. On a dit, que si l'atrophie papillaire n'était pas plus fréquente dans la paralysie générale, c'est que la marche très rapide de celle-ci n'en permettait pas l'évolution complète. Or, nous savons que lorsque l'amaurose survient dans le tabes c'est toujours au début de l'affection, quelquefois même à la période préataxique. « La plupart des femmes, dit M. le professeur Charcot, admises à la Salpêtrière comme aveugles, sont probablement d'anciennes tabétiques ». En effet, l'amaurose tabétique a pour effet d'empêcher l'évolution de la lésion et le tabes semble s'arrêter dans sa marche progressive.

De plus, l'atrophie tabétique de la papille est toujours identique à elle ; dans la paralysie générale, au contraire, elle varie d'un sujet à l'autre.

C'est ainsi que MM. Voisin et Galezowski, sur 40 paralytiques, ont trouvé deux fois seulement une atrophie partielle, produite, dans un cas, par l'oblitération de l'artère centrale, et, dans l'autre, par dilatations anévrysmales des vaisseaux rétiniens.

La même atrophie partielle a été vue par Boy dans une proportion de 5-10 sur 100.

De plus, l'atrophie dans la paralysie générale ne ressemble pas toujours à celle du tabétique.

Dans l'amaurose tabétique il n'y a de changement ni dans la forme, ni dans le contour qui devient même plus net, ni dans les dimensions normales de la pupille, ni dans les vaisseaux qui sont seulement atrophiés et paraissent appliqués sur la rétine. La papille a seulement perdu sa transparence et réfléchit la lumière, ce qui lui donne une coloration blanchâtre, crayeuse, comme nacrée. « Quand ce caractère, dit M. le professeur Charcot, est bien accusé, il suffit à lui seul à diagnostiquer l'amaurose tabétique... Dans la paralysie générale, ajoute-t-il ailleurs, on observe quelquefois une lésion de la papille, qui ne diffère en rien de celle qui s'observe dans le tabes... mais, continue-t-il, comme les lésions spinales tabétiques se rencontrent dans quelques cas, liées à la paralysie générale, cette occurrence permet peut-être d'expliquer la présence fréquente de l'atrophie papillaire progressive dans la méningo-encéphalite chronique (1). »

En effet, il est à se demander si, dans les cas de paralysie générale avec atrophie papillaire, il ne s'agit pas plutôt d'un tabes avorté ou devancé par la paralysie générale que de cette dernière pure et simple.

Toujours est-il que dans la paralysie générale le plus souvent, sinon toujours, les lésions du fond de l'œil ne ressemblent en rien à l'atrophie progressive optique du tabes. Elles relèvent plutôt d'une névro-rétinite par propagation ou par compression.

M. Magnan avait bien décrit autrefois ces lésions. C'est le plus souvent, dit-il, un liseré grisâtre, placé des deux côtés des artères et rarement des veines, où, lorsqu'il existe, il est moins prononcé; de l'œdème papillaire ou péri-papillaire; enfin, au début, on peut constater une hyperhémie plus ou moins prononcée des papilles, avec dilatations anévrysmales des artères et des veines.

Ces lésions peuvent, à la vérité, aboutir, avec le temps, à une atrophie papillaire véritable; mais celle-ci n'est pas grise ou nacrée, elle est plutôt blanche ou jaunâtre.

Plus récemment, Duterque, est arrivé aux mêmes résultats. Il décrit, au début, une congestion papillaire avec dilatation variqueuse des veines et artères rétiniennes; dans la seconde période « c'est le règne des œdèmes papillaires et péri-papil-

1. *Œuvr. Comp.*, t. II, p. 58

laires » ; enfin dans une troisième période c'est l'atrophie papillaire, qu'il considère, à tort d'ailleurs, comme fatale.

Klein et Ulthoff décrivent une rétinite particulière, dite paralytique, caractérisée par des altérations anévrysmales et variqueuses des vaisseaux rétiniens et par une opacité irrégulière des contours papillaires. Mais le premier de ces auteurs déclare que ces lésions sont rares dans la paralysie générale. Pour lui, au contraire, la conservation de la vue, dans la paralysie générale vraie, est un signe important pour le diagnostic différentiel entre elle et les pseudo-paralysies générales alcooliques. En effet, les altérations du fond de l'œil seraient moins fréquentes chez les femmes paralytiques en raison même de la rareté des intoxications alcooliques chez elles. Névro-rétinite paralytique.

Sans être aussi affirmatif que Klein nous dirons même que les troubles visuels sont assez fréquents dans la paralysie générale. On peut même les observer tout à fait au début de la maladie, ainsi qu'il résulte des observations de Billod, Foville, Magnan ; mais c'est généralement au cours de l'affection qu'ils surviennent. De plus, ces troubles ne sont pas toujours, comme dans le tabes, en rapport avec une altération du fond de l'œil.

Fürstner et Wundt dans de nombreux cas de cécité complète ont rarement trouvé des lésions appréciables de la papille, aussi sont-ils enclins à considérer ces troubles comme dépendant d'une lésion du chiasma ou de l'écorce cérébrale. Dans ces derniers cas ils ont constaté plusieurs fois une méningite au niveau des lobes occipitaux.

Westphal les fait dépendre d'une lésion rétro-bulbaire des nerfs optiques.

Le plus souvent les paralytiques perdent la notion du contour des objets, et dans ces cas Albutt-Clifford a souvent trouvé une adhérence des méninges au niveau du pli courbe.

Hallucination de la vue.

Mais bien plus importants, dans la paralysie générale, sont les troubles psychiques de la vue, en d'autres termes les hallucinations et les illusions de la vue. Ces troubles, en effet, sans être constants d'ailleurs, sont très fréquents et font partie intégrante de la symptomatologie de cette affection, au même titre que les autres troubles psychiques. Ils peuvent apparaître dès le début de la maladie et souvent persister après la cécité complète.

C'est ainsi que Brierre de Boismont, sur 47 paralytiques, a trouvé 37 fois des hallucinations de la vue.

M. Ladame (de Genève) a signalé, au congrès de Paris (1889), l'*érythropsie* chez les paralytiques. Ceux-ci, en effet, voient assez souvent les objets colorés en rouge. Or, nous savons que l'amaurose tabétique, à part la perte de la notion de certaines couleurs composées, s'accompagne souvent d'achromatopsie qui porte précisément sur le rouge et le vert. Cette perte de perception de couleurs peut se montrer quelquefois dès le début et même parfois précéder de longtemps l'amaurose.

Quant aux hallucinations de la vue chez les tabétiques, nous n'avons pas besoin de le faire remarquer, elles sont exceptionnelles, et peuvent être mises plutôt sur le compte de l'alcoolisme qui est assez fréquent chez eux, que sur le tabes lui-même.

Migraine ophtalmique.

Signalons, en passant, la migraine ophthalmique, avec ou sans épilepsie sensitive, qui est très fréquente dans la paralysie générale et peut même parfois précéder tous les autres symptômes, ainsi que l'a signalé M. Charcot. Dans le tabes ce phénomène n'existe pas ou du moins il est exceptionnel.

Paralysies oculaires.

Pour ce qui est des paralysies oculaires, elles peuvent se rencontrer dans les deux cas, toutefois, avec une prédominance, légère d'ailleurs, dans le tabes. Mais comme ces troubles musculaires peuvent se montrer dans d'autres affections, cérébrales ou médullaires, qui n'ont rien de commun avec le tabes et la paralysie générale, dans la syphilis par exemple, qui existe souvent chez ces malades, nous leur accorderons une valeur diagnostique peu importante.

Cependant, il y a quelques formes particulières de ces paralysies qui, par leur fréquence d'une part et par leur physionomie spéciale d'autre part, méritent d'être signalées.

Signe d'Argyll-Roberston.

Ainsi le signe d'Argyll-Roberston ne s'observe guère en dehors de ces deux affections. La perte du réflexe lumineux apparait dans le tabes de très bonne heure et, d'après Erb, serait constante dans la période d'état. Les pupilles ne réagissent même pas à la douleur.

Dans la paralysie générale le signe d'Argyll-Roberston est moins fréquent. Moeli le trouve, sur plus de 500 paralytiques, dans la proportion de 47 pour 100. Siemerling, sur 440 paralytiques, le trouve 64 fois sur 100 ; Vincent, sur un nombre moindre, arrive à 73 pour 100.

En somme, ce signe, comme beaucoup d'autres de la paralysie générale, varie d'un sujet à l'autre et chez le même individu considéré à différentes époques. Souvent la perte du réflexe lumineux n'est pas isolée. Il n'est pas rare, en effet, de rencontrer les pupilles complètement immobiles. Ainsi Boy, sur 76 paralytiques, trouve 68 dont les pupilles étaient insensibles à la lumière et à l'accommodation.

Inégalité pupillaire. De plus, tandis que le signe d'Argyll, dans le tabes, s'accompagne, le plus souvent, de myosis, dans la paralysie générale, au contraire, c'est à la mydriase et surtout à l'inégalité pupillaire qu'il s'associe. En effet, tout le monde sait combien est fréquent ce signe de Baillarger dans la paralysie générale. Pour Duterque l'inégalité pupillaire serait constante dès le début de la maladie ; Nasse arrive au même résultat ou à peu près, 99 pour 100 ; enfin, Vincent la trouve dans la proportion de 81 pour 100.

Dans le tabes l'inégalité pupillaire est moins fréquente et d'une valeur diagnostique insignifiante. La proportion de ce signe serait d'après Vincent, de 65 à 73 sur 100. Mais, tandis que dans la paralysie générale l'inégalité pupillaire est produite par la mydriase, plus prononcée d'un côté que de l'autre (Foville, Boy), dans le tabes, au contraire, c'est le myosis inégal qui en est la cause.

Mydriase. La mydriase, plus fréquente dans la paralysie générale, est très rare dans le tabes, et le plus souvent, lorsqu'elle y existe, elle est produite et entretenue par des crises douloureuses (Parrot et Roques).

Myosis. Le myosis, dans la paralysie générale, est plus rare et provient soit du changement de tension sanguine du crâne et de l'iris (Vincent, Brown-Séquard) soit de l'extension de la lésion au centre cilio-spinal de Budge et Waller. Au contraire, la contraction punctiforme des pupilles jouerait, d'après Foville, une grande valeur, au point de vue du diagnostic de la paralysie générale.

En somme, la différence, quoique légère d'ailleurs, n'en existe pas moins entre le syndrome oculaire de la paralysie générale et celui du tabes. De l'analogie de certains symptômes, pris isolément, dans les deux affections, il ne s'ensuit pas que le fond et la nature de la lésion soient les mêmes dans toutes les deux. D'ailleurs, nous l'avons déjà dit, la plupart des symptômes oculaires dans la paralysie générale peuvent ne pas dépendre toujours, comme dans le tabes, d'une lésion nucléaire, mais bien — et c'est le cas le plus fréquent — ils sont d'origine corticale ou intra-cérébrale, ou bien encore purement musculaire.

Résumé des troubles oculaires.

Considérés d'une façon générale, les troubles oculaires de la paralysie générale peuvent, d'après M. Robin (1), être représentés de la façon suivante : inégalité pupillaire deux fois sur trois ; dilatation plus fréquente que la contraction, paresse à la lumière et à l'accommodation dans la moitié des cas, dissociation possible des troubles de l'iris et de l'accommodation ; hallucinations de la vue, qui, ajouterons-nous, sont beaucoup plus fréquentes que les troubles fonctionnels proprement dits.

Dans le tabes, Cyon, sur 203 cas, a trouvé 106 fois des troubles oculo-visuels, dont 33 fois l'amblyopie et 30 fois les paralysies isolement et 27 fois l'amaurose avec manifestations pupillaires et paralysies musculaires. Duchenne, sur 20 cas de tabes, a trouvé 17 fois des troubles oculaires. M. Fournier place la diplopie au premier rang parmi les troubles oculaires et le myosis au second. Enfin citons Liebrecht (2) qui, sur un grand nombre d'yeux (25.000), trouve 90 fois les paralysies musculaires produites par le tabes, 11 fois seulement par la paralysie générale, 43 fois par la syphilis, etc.

1. Th. d'Agr. Paris, 1880, p. 200.
2. *In Münch. Med. Wochensch.*, 1891, n. 24, p. 416.

Voici, d'ailleurs, un aperçu approximatif de la fréquence des troubles oculaires dans les deux affections.

Sur 31 tabétiques avec troubles oculo-pupillaires, Vincent trouve :

| | |
|---|---|
| Inégalité pupillaire | 24 fois. |
| Myosis | 21 fois. |
| Mydriase | 2 fois. |
| Signe d'Argyll complet | 26 fois. |
| » » incomplet | 4 fois. |
| » » absent | 1 fois. |
| Amblyopie | 19 fois. |

Sur 21 paralytiques généraux, au contraire, la répartition des troubles oculaires, d'après le même auteur, est la suivante :

| | |
|---|---|
| Inégalité pupillaire | 17 fois. |
| Mydriase | 8 fois. |
| Myosis | 3 fois. |
| Signe d'Argyll complet | 8 fois. |
| » » incomplet | 11 fois. |
| » » absent | 2 fois. |

Troubles auditifs.

Du côté de l'appareil auditif la différence entre les deux affections est encore plus grande. En effet, tandis que dans le tabes l'ouïe est le plus souvent diminuée ou abolie, dans la paralysie générale, au contraire, la perception auditive est généralement normale, souvent même il y a de l'hypéracousie. Morpurgo (1), ayant examiné, par la méthode de Rinne et de Weber, un grand nombre de tabétiques, en a trouvé 81,15 pour 100 qui présentaient des troubles auditifs,

1. *In Arch. f. Ohrenheilkunde*, 1890, n. 3.

dépendant le plus souvent des altérations de l'appareil récepteur lui-même.

Nous ne connaissons pas de statistiques, à cet égard, concernant les paralytiques généraux, et d'ailleurs, les auteurs sont à peu près unanimes à admettre, chez ces malades, l'intégrité de l'ouïe; mais ce sur quoi on insiste le plus particulièrement c'est, comme du côté de l'appareil de la vision, sur les troubles psychiques : les hallucinations de l'ouïe, en effet, sont très fréquentes dans la paralysie générale.

Dans le tabes les hallucinations de l'ouïe n'existent pas; ici, au contraire, on observe les différents phénomènes subjectifs et le syndrome de Menière, lequel souvent, se montre dans la période préataxique, ainsi que M. Charcot en a donné des exemples.

Troubles de l'odorat.

En revanche, l'odorat, dans la paralysie générale, se trouve, sinon toujours comme le prétend M. A. Voisin, du moins dans la grande majorité des cas, altéré et parfois même complètement aboli. Ce trouble résulte, soit d'une altération de la muqueuse schneiderienne (Luys), soit d'une lésion des nerfs olfactifs eux-mêmes (Westphal, Magnan).

L'anosmie tabétique, au contraire, n'existe pas.

Quant aux troubles des autres nerfs crâniens il est facile de s'en rendre compte en se reportant à ce que nous avons dit de leurs altérations. Dans le tabes, avons-nous dit, la lésion intéresse les nerfs crâniens dans leurs origines, par conséquent, les paralysies, qui en résulteront, seront totales — sauf, bien entendu, celles de la troisième paire, qui, elles, seront dissociées en raison même de la constitution particulière de cette paire nerveuse qui est plutôt un plexus qu'un nerf proprement dit, — dans la paralysie générale, au contraire, la lésion ne se départissant pas de son caractère de morceler les éléments anatomiques, toutes les paralysies crâniennes seront dissociées ou parcellaires.

Masque tabétique.

Pendant que nous sommes à la région céphalique signalons encore le masque tabétique, décrit par M. Charcot et le regard hutchinsonien qui ne ressemblent en rien à la physionomie hébétée et abrutie des paralytiques généraux.

Troubles sommatiques de la paralysie générale.

Passons maintenant aux troubles moteurs proprement dits. Et d'abord arrêtons-nous un instant sur les troubles dits sommatiques de la paralysie générale. Ces phénomènes, comme on le sait, consistent en tremblements de la langue, des lèvres, des muscles de la face et en troubles de la parole. L'importance que jouent ses symptômes dans le diagnostic de la paralysie générale n'est contestée par personne. Nulle part ailleurs, en effet, — sauf, bien entendu, dans le groupe des pseudo-paralysies générales, dont nous n'avons pas à nous occuper, — ces phénomènes ne s'observent.

Troubles de la parole.

On peut, sans doute, rencontrer du tremblement de la langue et des troubles de la parole, dans d'autres affections organiques du système nerveux, la sclérose en plaques par exemple. Mais ici, ces phénomènes, de par leur simplicité diffèrent complètement du syndrome paralytique. En effet, dans ce dernier — comme, d'ailleurs, dans tous les autres troubles moteurs — il n'y a pas que l'ataxie du mouvement seul qui soit en jeu ; plusieurs facteurs et d'ordre tout à fait différents, en se combinant, interviennent dans la production de ces phénomènes.

C'est d'abord l'incoordination musculaire. Or, celle-ci est produite non seulement par l'innervation inégale des groupes musculaires suivant le nerf, mais aussi et surtout par l'innervation inégale des différents muscles sous la dépendance d'un seul nerf. Nous avons déjà dit, en effet, que le caractère principal de la lésion de la paralysie générale c'est, d'abord de s'en prendre simultanément à plusieurs territoires ayant des fonctions physiologiques diverses et, ensuite, dans chaque territoire physiologique de ne s'attaquer qu'à certains éléments en laissant les autres indemnes ou à peu près. La lésion morcelle, pour ainsi dire, sa victime. L'ataxie, par conséquent, qui en résultera, sera, de par ce seul fait, déjà très complexe.

De plus, comme les autres fibres restées saines, avant d'être détruites, subiront une irritation, il en résultera un nouvel élément qui s'ajoutera au précédent : c'est le spasme.

Enfin et surtout la volonté ne pouvant commander régulièrement les mouvements, c'est le troisième élément ou l'ataxie volontaire qui en résultera.

Ainsi, dans les troubles moteurs en général et ceux de la langue en particulier, nous avons trois éléments différents à considérer, à savoir : ataxie, spasme et maladresse. Cette dernière relève de la corticalité.

Ces trois éléments existent dans tous les appareils moteurs dérangés. D'eux dépendent aussi le tremblement en masse et le tremblement fibrillaire des muscles.

Ainsi donc, les troubles de la parole dans la paralysie générale diffèrent de tous les autres troubles du langage, qui ne sont, dans la plupart des cas, qu'une simple dysarthrie.

M. A. Voisin a bien décrit ces troubles de la parole dans la paralysie générale. C'est ainsi qu'il distingue d'abord le bredouillement, le tremblement, le bégaiement qui dépendent d'un défaut d'harmonie dans les actes coordonnés des muscles innervés par les nerfs bulbaires. Puis l'anônnement, le traînement, l'hésitation qui proviennent des troubles intellectuels. Cette dernière forme de trouble explique l'omission de certains mots dans l'écriture, déterminée par un retard dans la présentation des idées. Enfin, le mutisme n'est pas rare et est produit soit par une lésion corticale soit par la paralysie complète ou la dégénérescence graisseuse de la langue.

Troubles de la parole dans le tabes.

Dans le tabes ces troubles n'existent pas.

M. Pierret, dans sa thèse inaugurale, avait signalé, à la vérité, chez certains tabétiques, des mouvements dans les muscles de la face et de la langue avec un léger degré d'embarras de la parole. Mais ces phénomènes n'ont rien de commun avec ceux de la paralysie générale. « La conversation, y est-il dit, fatigue beaucoup, la parole étant promptement entrecoupée, affaiblie, accompagnée de grimaces d'autant plus prononcées que le malade fait plus d'efforts pour maîtriser ses mouvements » (Obs. VIII, p. 40).

Dans un autre cas (Obs. IX)... « la face commença à grimacer... il est obligé d'avaler petit à petit et en s'étudiant, sans quoi il avale de travers. » Quelle différence avec la manière de manger des paralytiques, qui avalent si gloutonnement !

En somme, il ne s'agit ici que d'un vulgaire tic facial, produit par une altération du trijumeau. L'embarras de la parole, qui en résulte, n'est que passager, car « le malade finit par le surmonter » (Pierret). D'ailleurs, ces troubles s'observent fréquemment chez les hémiplégiques simples.

Mais ce n'est pas à dire que, dans le tabes, on n'observe jamais de troubles de l'appareil phonateur. Certes, non ; car il n'est pas rare, en effet, de rencontrer, aux différentes époques de la maladie, des phénomènes bulbaires qui peuvent influencer, jusqu'à un certain point, le bon fonctionnement de cet appareil. Ainsi et sans parler des troubles bulbaires précoces, signalés par MM. Joffroy et Hanot, ni de l'aphasie passagère ou permanente suite d'un ictus épilepti- ou apoplectiforme, on peut constater le dérangement de l'appareil phonateur dans la dégénérescence secondaire descendante, consécutive à un foyer cérébral et dans les lésions primitives du bulbe. Mais, outre que ces lésions n'ont rien de tabétique, puisque c'est un accident fortuit, les symptômes qui en résultent ne ressemblent en rien aux troubles de la parole de la paralysie générale. Car enfin, plus que dans le tabes, on peut observer de ces lésions dans la paralysie générale elle-même, et alors le syndrome phonateur de cette affection disparaît complètement. Toutefois, disons-le incidemment, ces phénomènes bulbaires vrais sont rares dans la paralysie générale. Ici, en effet, on observe plutôt des phénomènes dits pseudo-bulbaires, en d'autres termes des phénomènes bulbaires produits par une lésion, soit corticale, soit intra-cérébrale, soit, enfin, des ganglions de la base, ainsi que Grasset (1), Jolly (2) et Ebstein (3) l'ont démontré.

Mais le tabétique peut présenter des troubles de la parole

1. *In Rev. mensuelle*. Déc. 1877.
2. *IX<sup></sup> Congrès alién. allem. in Arch. f. Psych.*, 1885 II. 3.
3. *In Virchows' Arch.*, 1891, F. 2, p. 334.

au cours même de son tabes. C'est ainsi que la lésion des cordons postérieurs, en remontant dans la moelle, peut, ainsi que nous l'avons déjà vu, envahir les noyaux bulbaires et amener, de ce fait, l'atrophie et la paralysie des muscles, innervés par leurs nerfs, au même titre que l'atrophie et la paralysie musculaires sous la dépendance des lésions des cornes antérieures. Les phénomènes bulbaires qui en résultent sont très graves et peuvent, quelquefois, déterminer la mort. Mais ces troubles sont, d'abord, rares, et, ensuite, n'ont rien de commun avec ce que nous observons dans la paralysie générale. Ils ressortissent, en effet, plutôt du syndrome labio-glosso-laryngé que de celui de la paralysie générale proprement dite.

Hémiatrophie de la langue.

Les troubles de la parole n'existent pas, dans le tabes, même dans les cas d'hémiatrophie de la langue, qui est, pourtant, très caractéristique, du moins objectivement. Connue seulement depuis les récents travaux de MM. Charcot, Ballet, Raymond et Marie, cette hémiatrophie se rencontre fréquemment dans cette affection. Mais, comme les troubles fonctionnels, qui en résultent, sont nuls, elle passe, le plus souvent, inaperçue.

Disons, par parenthèse, que l'hémiatrophie de la langue n'a été rencontrée, dans la paralysie générale, que deux fois (Ormerod et Dudley). Ce qui est plus fréquent, au contraire, dans celle-ci, c'est la dégénérescence graisseuse des muscles de la langue, ce qui peut déterminer un mutisme complet.

Nous passons sur les autres phénomènes bulbaires vrais — assez fréquents dans le tabes et exceptionnels dans la paralysie générale — qui se passent du côté du pharynx et du larynx. Toutefois, parmi ces derniers, nous signalerons le vertige, dit vertige laryngé, bien décrit par M. Charcot, qui, par son importance, occupe le premier rang. Quelquefois, il annonce l'ictus épileptiforme vrai; mais le plus souvent il existe indépendamment et alors il peut être pris pour ce dernier. Il est même probable que beaucoup de prétendus ictus épileptiformes ou apoplectiformes qu'on a décrits dans le tabes, n'étaient, en somme, que de simples vertiges laryngés. Cependant, il faut le dire, on peut rencontrer des ictus vrais et M. Fournier les a signalés même à la période préataxique. Toutefois, ces attaques cérébrales se trouvent mieux placées dans la paralysie générale.

Vertige laryngé

Personne n'ignore, sans doute, combien sont fréquents, presque constants les ictus apoplectiformes ou épileptiformes dans la paralysie générale. Ils sont tellement habituels dans celle-ci que Bernhardt (de Berlin) n'hésite pas, lorsqu'il se trouve en face d'un tabétique présentant d'une façon insolite ces phénomènes, à annonçer l'apparition prochaine de la paralysie générale.

Ictus cérébraux

Passons maintenant aux troubles de la motilité proprement dite.

La démarche tabétique diffère absolument de celle des paralytiques. A cet égard il n'y a pas l'ombre d'un doute. Dans cette dernière, en effet, à côté de l'incoordination médullaire ou automatique, il y a encore, ainsi que nous l'avons déjà dit, l'incoordination cérébrale ou maladresse, enfin le spasme et le tremblement; ce dernier est peu prononcé aux membres inférieurs où, au contraire, prédominent les autres. « En marchant, dit Marcé, ils (paralytiques) écartent les jambes, se tiennent courbés comme s'ils avaient un tour de rein, tombent pesamment d'un pied sur l'autre et les

Incoordination des membres inférieurs.

*lèvent à peine.* Aussi trébuchent-ils facilement sur un terrain inégal. Si, au milieu de leur course, on les appelle pour les faire retourner brusquement ils arrêtent en chancelant et oscillent quelques secondes, avant de pouvoir changer de direction ». Cette démarche, comme on le voit, n'a rien de commun avec celle des tabétiques, qui, tout en marchant en ligne droite, *détachent facilement* leurs pieds du sol, projettent follement et outre mesure leurs jambes et les ramènent avec bruit. Tandis que le paralytique détache ses pieds avec peine au point d'éprouver un véritable supplice en montant un escalier, le tabétique, au contraire, les détache avec une facilité telle qu'il n'ose pas descendre un escalier de crainte de manquer une marche.

Si cependant quelques paralytiques arrivent, dans le cours de leur maladie, à esquisser, jusqu'à un certain point, la démarche tabétique, ils ne la conservent pas longtemps, car bientôt l'incoordination cérébrale intervient et la cadence tabétique disparaît. « La marche, dit M. Magnan, est incertaine, chancelante ; le malade trébuche, il descend difficilement. La pointe du pied est projetée irrégulièrement à droite et à gauche ; le talon frappe fortement le sol. Les jambes *s'entrecroisent facilement.* »

D'autres fois la démarche est raide comme « guidée » (Marcé) ou « spastique » (Zacher). La raideur des membres peut aller quelquefois jusqu'à la contracture.

En somme, rien de régulier ni de constant dans la démarche des paralytiques, comme dans celle des tabétiques, où la mesure en quelque sorte automatique du pas est constamment observée.

Dans la période ultime cette différence de la démarche

disparaît complètement, pour la bonne raison c'est que les uns et les autres ne marchent plus du tout : les tabétiques de même que les paralytiques généraux sont complètement paralysés.

Incoordination des membres supérieurs.

Dans la grande majorité des cas les tabétiques — nous parlons du tabes vulgaire ou inférieur — ne présentent pas de troubles du côté des membres supérieurs et lorsqu'ils existent — ce qui arrive tardivement — ils diffèrent complètement de ceux de la paralysie générale.

Contrairement à ce que nous avons vu pour les membres inférieurs, ce qui prédomine aux membres supérieurs, chez les paralytiques, c'est le tremblement. Souvent, ces troubles sont d'une finesse extrême, au point qu'ils passent inaperçus. On les constate plutôt chez les malades, dont le travail manuel exige de la précision et de la délicatesse. Les mains deviennent maladroites mais « ne planent pas » comme celles des tabétiques, au-dessus des objets qu'elles veulent saisir. Le paralytique, du moins au début, par suite du tremblement fin et du défaut de coordination volontaire, a perdu seulement son adresse habituelle, ce qui lui vaut des reproches constants.

Ces troubles, qui sont, soit dit en passant, précoces et contemporains avec ceux des autres parties du corps, s'observent surtout dans l'écriture.

Les paralytiques perdent d'abord les mouvements intelligents, ceux, dont la finesse est acquise par l'éducation (Westphal) : les caractères, tout en étant de même grandeur ou à peu près, sont tremblés comme finement hachés. Dans le tabes, les lettres qui composent un seul mot ne sont ni de grandeur égale ni sur la même ligne horizontale. L'écriture des tabétiques ressemble à l'écriture des enfants qui commencent à s'exercer dans la calligraphie.

On peut, à la vérité, observer quelquefois chez les tabétiques des mouvements différents aux membres supérieurs, tels que: l'athétose, signalée par Rosenbach, Grasset, Oppenheim, Audry, le tremblement ou d'autres secousses musculaires. Mais ces mouvements, qui sont plutôt choréiques qu'ataxiques à proprement parler, diffèrent de ceux de la paralysie générale et par leur forme et par leur localisation. Tandis que, en effet, dans la paralysie, ces troubles ataxiques sont généralisés à tout le corps, dans le tabes, au contraire, ils n'apparaissent que dans les membres paralysés, d'où la dénomination de mouvements post-hémiplégiques.

Si un tabétique est, en même temps, alcoolique ou hystérique, il pourra certainement présenter du tremblement plus ou moins généralisé et d'autres mouvements plus ou moins complexes, mais cela n'a rien avec ce qui nous occupe en ce moment-ci.

Réflexe patellaire.

Arrivons de suite à un autre phénomène, beaucoup plus important au point de vue du diagnostic différentiel. Nous voulons parler de l'abolition du phénomène du genou.

Il y a peu de maladies qui, toute chose égale d'ailleurs, peuvent, à cet égard, se rapprocher du tabes.

Certes, pris isolément, ce signe ne signifie pas grand'chose puisqu'on l'a rencontré chez des personnes saines (Möbius, Bloch, Pelizoeus). Mais considéré au milieu du cortège symptomatique — et si petit qu'il soit — qui l'accompagne généralement, le signe de Westphal est décisif au point de vue du diagnostic du tabes.

a. Tabes.

Dans ce dernier, en effet, est-il nécessaire de le dire, l'abolition du réflexe patellaire est constante (100 0/0). Elle peut se montrer dès le début même de l'affection et précéder parfois tous les autres symptômes. Toutefois, c'est à la période d'état qu'on la constate toujours. Cependant, d'après Erb, l'abolition du phénomène du genou manquerait 2 fois sur 100 tabétiques.

b. Paralysie générale.

Dans la paralysie générale, au contraire, ce phénomène est très variable non-seulement chez le même malade suivant l'époque où on l'examine, mais aussi chez les deux malades considérés à la même époque.

Tantôt il est normal, tantôt — et c'est le cas le plus fréquent, — il est exagéré, tantôt, enfin, mais plus rarement, il est aboli.

Les statistiques sont très variables.

C'est ainsi que M. Joffroy, sur 9 paralytiques, avec des phénomènes cérébraux seuls, a trouvé le réflexe exagéré 2 fois et normal 7 fois ; sur 6 autres, qui, en même temps, présentaient des symptômes spinaux, a trouvé l'abolition du réflexe 4 fois et plus ou moins affaiblie 2 fois seulement.

Mühr, sur 51 paralytiques, trouve l'abolition 6 fois seulement ; Cramp, sur 65 cas constate l'absence 18 fois, l'exagération 26 fois, l'inégalité et la diminution de chaque 5 fois.

Claus, sur 19 cas, trouve l'abolition 3 fois ; enfin Mœli arrive jusqu'à 20 pour 100 et Siemerling jusqu'à 23 pour 100.

En somme, comme on le voit, l'abolition est assez rare dans la paralysie générale. Ce qu'on observe surtout c'est de l'exagération du moins au début, car, à la période de démence ou de marasme avec infiltration des membres, l'état du réflexe patellaire, chez ces malades, ne signifie rien.

A la même conclusion arrive aussi M. Bettencourt-Rodriguez, qui, sur 84 paralytiques ayant trouvé l'abolition 12 fois seulement, dit que l'exagération du réflexe patellaire avec abolition du réflexe plantaire est un bon signe du diagnostic au début de la paralysie générale.

Recherche du réflexe.

Nous pouvons même ajouter que souvent, pour ne pas dire dans la grande majorité des cas, on a pris pour aboli un réflexe qui n'était qu'endormi, s'il est permis de s'exprimer ainsi. En effet, chez les tabétiques, eux-mêmes, on peut quelquefois, en usant de certaines manœuvres, faire réapparaître le réflexe rotulien, qui au premier abord paraissait aboli. C'est ainsi qu'en percutant le tendon un certain nombre de fois de manière à produire, pour ainsi dire, une accumulation de la force agissante, ou bien et surtout en usant de la manœuvre dite de Jendrassik, on peut déterminer la réapparition du réflexe, alors qu'à la simple percussion il paraissait aboli.

Causes de l'abolition du réflexe.

Et d'ailleurs, en admettant même que le réflexe rotulien est réellement aboli dans la paralysie générale, s'ensuit-il que les cordons postérieurs soient toujours et nécessairement lésés au même degré que dans le tabes? Oui, disait autrefois Westphal, non, répondrons-nous, aujourd'hui. Car, en effet, l'abolition du réflexe rotulien peut, rarement à la vérité, dépendre de toute autre cause que de la sclérose tabétique des cordons postérieurs.

C'est ainsi que la dégénérescence graisseuse du triceps fémoral, très fréquente chez ces malades, ou simplement la perte de l'excitabilité mécanique, ce qui, soit dit en passant, n'existe jamais dans le tabes, peuvent déterminer l'abolition du phénomène du genou.

Mais ce sont surtout les névrites périphériques, si fréquent tes dans la paralysie générale, avec ou sans amyotrophie consécutive, qui interviennent pour une part très large dans la perte du phénomène du genou. Enfin les œdèmes sous-cutanés, qu'on observe souvent dans la paralysie générale, peuvent, eux aussi, être une cause d'erreur dans la recherche de ce phénomène.

Toutes les fois que Mickle (1) a constaté l'abolition du réflexe chez les paralytiques, il a trouvé, dans leurs antécédents, l'alcoolisme (en d'autres termes les névrites périphériques); chez ceux, au contraire, où il y avait de l'exagération c'est la syphilis qu'il a trouvée (la syphilis, en effet, se porte rarement sur les nerfs périphériques).

Quoi qu'il en soit, l'abolition du réflexe patellaire, lorsqu'elle existe, dans la paralysie générale n'est jamais aussi définitive que dans le tabes. Chez le même malade ce phénomène peut exister ou non, suivant l'époque où on l'examine. Ainsi, Claus avait constaté qu'après chaque attaque apoplectiforme ou épileptiforme le réflexe normal devenait exagéré, tandis que le réflexe aboli, ou paraissant comme tel, réapparaissait pour disparaître de nouveau quelque temps après, et ainsi de suite. Aussi croit-il pouvoir placer ces phénomènes, ainsi d'ailleurs que les ictus eux-mêmes, dans l'écorce. Car, dit-il, dans les cas de tabes vrai avec la paralysie générale, les ictus cérébraux n'ont aucune influence sur les réflexes abolis.

Réflexe exagéré dans le tabes.

On a signalé, à la vérité, et Thième en a rapporté plusieurs cas, des tabes dorsalis classiques avec conservation du réflexe rotulien. On a même constaté, mais exceptionnellement du

1. *In Journ. of. ment. Sc.*, 1882, p. 343.

reste (Hamilton) (1) de l'exagération, du moins au début de la maladie. Mais dans ces cas, suivant toute probabilité, il y a eu erreur.

On a pris, sans doute, pour le réflexe tendineux vrai, un réflexe cutané, qui existe toujours dans le tabes.

Westphal a démontré, en effet, qu'une plaque d'hypéresthésie, placée à l'endroit où on percute, peut déterminer la contraction du triceps fémoral, et partant le soulèvement de la jambe.

D'ailleurs, M. Charcot, dans la thèse de Thième, a signalé deux fois l'existence de cette plaque d'hypéresthésie juste au devant du tendon rotulien.

**Réapparition du réflexe dans le tabes.** D'autres auteurs, H. Jackson, Taylor, Goldflam entre autres, ont noté la réapparition du phénomène du genou après une attaque apoplectiforme. C'est possible. Mais, ici encore, il se peut être agi simplement d'un réflexe cutané.

M. Brown-Sequard (2) a démontré qu'une plaque d'anesthésie, produite par une lésion du centre nerveux, peut quelquefois être remplacée par une plaque d'hypéresthésie, lorsqu'une autre lésion vient à se surajouter dans le même centre.

Or, il est probable que le même phénomène se soit passé dans ces cas. En effet, sous l'influence d'une nouvelle lésion, une plaque d'hypéresthésie eût pu venir se substituer à une plaque d'anestésie et se placer juste au devant du tendon, si bien que, lorsqu'on a cru percuter le tendon seul, on a frappé, en somme, sur cette plaque d'hypéresthésie qui, à son

1. *In Bost. med. and Surg. Journ.* 1879. 19 décembre.
2. *Compt. rend. de l'Acad. des Sc.*, 1880, 29 mars.

tour, aurait déterminé la contraction du triceps fémoral. Ce n'est, du reste, qu'une hypothèse.

La même explication ou à peu près a été donnée par Strümpell et Möbius dans les cas de névrites périphériques, accompagnées d'exagération du réflexe patellaire. D'après ces auteurs, il s'agirait, dans ces cas, d'une irritation fonctionnelle des nerfs sensitifs seuls des muscles de la cuisse.

Quoi qu'il en soit d'ailleurs, cette réapparition du réflexe patellaire est extrêmement rare, sinon exceptionnelle. Elle ne se rencontre pas même dans les cas de tabes avec sclérose, plus ou moins prononcée, des cordons latéraux, ainsi que cela résulte des observations de MM. Buzzard (2), Ballet et Debove (3). Ce dernier, en effet, a rapporté plusieurs cas de tabes compliqué d'hémiplégie permanente, dépendant d'une dégénérescence secondaire complète du faisceau pyramidal croisé, consécutive à un foyer cérébral. Eh bien, chez ces malades le syndrome spasmodique était dissocié : il n'y avait que de la contracture, tandis que le réflexe était absent.

Ainsi donc, la sclérose tabétique des cordons postérieurs n'est contrariée par aucune autre lésion, systématique ou diffuse ; en un mot, il n'y a entre ces lésions aucune espèce d'antagonisme.

**Réflexe dans le tabes combiné.**

Il n'en est pas de même des lésions diffuses de la moelle et plus particulièrement des lésions médullaires de la paralysie générale. En effet, de même que la topographie de ces

1. *In Münch. med. Wochensch.*, 1886, n. 34.
2. *In The Lancet*, 1881, V, II, p. 541.
3. *In Progrès méd.*, 1881, n[os] 52 et 53.

lésions est tout à fait irrégulière et différente d'un cas à l'autre, de même les manifestations en seront, suivant les cas et époques, très variables et différentes. Or, le réflexe patellaire ne faisant aucune exception à cet égard, se comportera comme les autres symptômes spinaux. Bien plus, comme, d'une part, le centre de ce phénomène siège dans une région spéciale et peu étendue des cordons postérieurs du segment lombaire (Westphal), région, à laquelle aboutissent rarement les lésions paralytiques, du moins quant à leur étendue en profondeur, il résulte que ce phénomène sera le plus souvent respecté ; comme, d'autre part, la moindre irritation des cordons latéraux suffit, dans la grande majorité des cas, pour produire de l'exagération des réflexes tendineux en général, il résulte encore que, étant donnée la grande fréquence de ces lésions dans la paralysie générale, ce même phénomène du genou sera, par conséquent, très souvent exagéré.

Or, plus la lésion médullaire, dans cette dernière, s'étend en longueur, plus elle diffusera en largeur — à moins qu'elle n'occupe exclusivement les cordons postérieurs, ce qui, d'ailleurs, est l'exception — plus, par conséquent, le phénomène spasmodique sera prononcé. Car enfin, la lésion paralytique étant avant tout plutôt une lésion superficielle et diffuse qu'une lésion profonde et localisée, ne pourra atteindre qu'exceptionnellement le centre de Westphal qui est profondément situé. Si bien que, entre les lésions de différentes parties de la moelle, aussi bien qu'entre leurs symptômes, il y aura toujours un degré d'antagonisme, l'élément spasmodique étant toujours prédominant. Cependant, il se peut que, quelquefois la sclérose des cordons postérieurs l'emporte sur celle des cordons latéraux et alors le spasme fait place à la résolution... « Ainsi, disait Vulpian (1) dans un cas de ce genre, le tremblement qui agitait, par sorte d'accès, les membres du malade.... pour l'empêcher de se tenir debout ou de tenir un objet... il y a de la contracture... diagnostic en suspens. Lorsque les symptômes surajoutés se furent dissipés on constate le tabes vrai » (1). Il est probable que dans ce cas on eût affaire à un cas de tabes au début, compliqué d'une lésion diffuse insolite, ou bien tout simplement à un cas de sclérose combiné diffuse dont nous avons déjà parlé.

Dans cette dernière, en effet, avons-nous dit, les lésions, aussi bien que les symptômes, sont en antagonisme réciproque et, suivant que la lésion prédomine dans telle ou telle partie de la moelle, on aura le symptôme correspondant.

« Lorsqu'il existe, dit Westphal (2), une affection combinée des cordons postérieurs et latéraux, il ne survient ni rigidité musculaire ni contracture, si l'affection des cordons postérieurs s'étend jusqu'au renflement lombaire et si les zones radiculaires de ces parties sont intéressées par la dégénération. »

Zacher (3), de son côté, s'exprime de la façon suivante : « Dans une lésion combinée des faisceaux pyramidaux et postérieurs, les phénomènes spastiques ne se développent pas dans les membres inférieurs ou supérieurs, quand la lésion des cordons postérieurs a atteint les zones radiculaires postérieures dans la section correspondante de la moelle. »

1. *In Revue de méd.* 1882, p. 142.
2. *In Arch. f. Psych. u. Nervenkr.*, 1879, t. IX, p. 701.
3. *Ibid.* 1883, t. XIV, p. 469.

N'est-ce pas là encore une raison de plus en faveur de la thèse que nous défendons, à savoir : la différence la plus évidente entre le tabes proprement dit et les lésions médullaires de la paralysie générale d'une part, et la similitude la plus complète entre ces dernières et la sclérose médullaire combinée d'autre part. En effet, dans les deux cas, paralysie générale et sclérose combinée, les symptômes spinaux dépendront de la localisation de la lésion; dans les deux cas, il y aura l'antagonisme entre les symptômes suivant l'intensité de la lésion dans telle ou telle partie de la moelle; enfin, dans les deux nous n'avons pas de type clinique ni, par conséquent, anatomo-pathologique. Or, rien de tout cela dans le tabes vulgaire. Donc, à ce seul point de vue le tabes et la paralysie générale diffèrent complètement. Mais poursuivons notre examen critique.

Troubles de la sensibilité.

Voyons, maintenant, comment se comporte la sensibilité générale dans les deux affections.

Dans le tabes dorsalis — c'est un fait déjà classique — les troubles de la sensibilité sont constants. Tout le monde connaît, croyons-nous, ces plaques d'anesthésie et — mais plus rarement — d'hypéresthésie disséminées sur le corps des tabétiques; puis ces troubles et perversions de la sensibilité, décrits récemment et qui ne se rencontrent nulle part ailleurs. Ces faits sont de connaissance courante, aussi nous n'y insisterons pas.

Tabes.

Paralysie générale.

Dans la paralysie générale, au contraire, « la sensibilité, dit Lassègue, est le plus souvent intacte; l'anesthésie partielle ou générale est beaucoup plus fréquente à la suite des

1. Thèse d'agr., 1853, p. 18.

excès alcooliques que dans le cours de la paralysie générale.

Mendel soutient la même opinion.

Pour MM. Christian et Ritti les troubles de la sensibilité ne tiennent qu'à des complications accidentelles. En effet, les anesthésies chez les paralytiques — bien entendu au début de l'affection, car, à une période ultime ce signe, comme tous les autres, d'ailleurs, relevant de la moelle lésée, perd sa valeur — affecte les extrémités inférieures (Bettencourt-Rodriguez) ou les segments des membres, exactement comme chez les alcooliques et rarement sinon exceptionnellement des régions circonscrites, sous forme de plaques isolées et disséminées sur tout le corps, comme dans le tabes par exemple. De Croazant avait décrit autrefois (1846) chez des paralytiques des plaques d'anesthésie, plus ou moins étendues, sous formes hémi ou paraplégiques. C'est très possible, dit M. Charcot, étant donné que la paralysie générale s'associe assez souvent à l'hystérie.

Mais ces anesthésies peuvent encore ne pas toujours dépendre, comme dans le tabes, d'une lésion médullaire. M. Tripier (1) avait démontré expérimentalement qu'une lésion cérébrale peut produire des troubles de la sensibilité, au même titre que des troubles de la motilité. Ces troubles consistent dans la perte de la sensation de contact et de la notion de position des membres affectés, mais ils ne produisent jamais d'ataxie de mouvement.

Quoi qu'il en soit, les anesthésies sont assez rares. Plus fréquentes, au contraire, sont les hypéresthésies, auxquelles Michéa a fait jouer un rôle considérable dans la production du délire hypocondriaque.

1. *Acad. des Sc.*, 1880, 19 janv.

Ces troubles de la sensibilité, comme beaucoup d'autres du reste, sont instables : tantôt ils apparaissent tantôt ils disparaissent, et, après chaque attaque épileptiforme ou apoplectiforme, ils changent de place et de physionomie.

Réapparition de la sensibilité.

Dans le tabes il n'en est rien : la sensibilité est altérée pour toujours. Cependant Berger signale, chez un tabétique, le retour de la sensibilité cutanée, tandis que la sensibilité musculaire continua à rester abolie. On pourrait, nous semble-t-il, expliquer ce fait, unique d'ailleurs, de la même façon que la réapparition du réflexe tendineux dont nous avons parlé. En d'autres termes, il est probable qu'une nouvelle lésion, venant à se surajouter dans l'axe cérébro-spinal, ait pu, ainsi que l'a démontré M. Brown-Sequard, remplacer une plaque d'anesthésie par une plaque d'hypéresthésie.

Quoi qu'il en soit, ces faits sont exceptionnels dans le tabes.

Troubles génito-urinaires.

Parlerons-nous des troubles génito-urinaires, si fréquents et si caractéristiques du tabes ? Qui ne connaît pas, en effet, les tourments des tabétiques — surtout lorsque, par hasard, ils se trouvent dans un lieu public — parce que leur urine ne part pas au moment voulu ? Qui n'a pas entendu les tabétiques dépeindre ces crises vésicales — et anales — qui surviennent surtout à la fin de ces actes physiologiques ? Ces faits sont, croyons-nous, suffisamment connus de tous, pour qu'il soit nécessaire d'y insister.

Dans la paralysie générale, au contraire, ce sont de la rétention ou de l'incontinence d'urine que l'on observe plus particulièrement. Ces troubles tiennent, soit à la distraction, comme chez les enfants pendant leur jeu, soit à une diminution de la sensibilité réflexe, qui fait que le cerveau n'est pas averti de la plénitude vésicale, soit, enfin, aux troubles cérébraux eux-mêmes, qui ne permettent pas de comprendre l'incitation, partie de la muqueuse vésicale (Christian et Ritti)

Les mêmes phénomènes se passent du côté du rectum.

D'ailleurs, il paraît que ces troubles ano-urinaires peuvent relever directement d'une lésion cérébrale. En effet, Meyer et Bechterew (1) prétendent avoir trouvé un centre de ces sphincters dans l'écorce cérébrale elle-même, au niveau de la circonvolution sigmoïdale.

L'érection, de même — et heureusement pour les malades — le sens génésique, sont abolis de très bonne heure dans le tabes ; dans la paralysie générale, au contraire, c'est de l'hypérexcitation génésique qu'on observe le plus souvent.

Troubles trophiques.

Enfin, toute une série des troubles trophiques : cutanés, musculaires, osseux, cartilagineux, nerveux et viscéraux qu'on constate très fréquemment dans le tabes, n'existent pas dans la paralysie générale, ou du moins ils sont exceptionnels et relèvent alors le plus souvent d'une autre cause que de la lésion médullaire. D'ailleurs, la paralysie générale n'est pas la seule maladie qui puisse, à cet égard, se rapprocher du tabes.

Toutefois, parmi ces troubles trophiques il y en a quelques-uns qui sont propres au tabes.

Arthropathies.

C'est ainsi que l'arthropathie ou maladie de Charcot des Anglais est assez fréquente et presque pathognomonique du tabes, au sens le plus strict du mot. La fréquence est évaluée à 4-5 0/0 en moyenne. Nous disions presque pathogno-

1. *Neurol. Centralbl.*, 1893, 1er février.

monique, car on l'aurait trouvée, paraît-il, dans la paralysie générale elle-même.

a. Paralysie générale.

MM. Voisin et Lancereaux avaient décrit autrefois une espèce de gonflement ou exostose des extrémités osseuses. Mais c'est surtout Schaw qui paraît avoir vu, dans la paralysie générale, 4 fois les véritables arthropathies. Mais, nous ne croyons pas qu'on puisse les rattacher exclusivement à la paralysie générale. Dans un cas, en effet, il s'agissait d'un ancien tabétique avéré ; dans les trois autres, bien que les réflexes fussent présents, la moelle n'en était pas moins très lésée. Or, nous savons, d'après M. Charcot — et quoi qu'en disent certains auteurs, Volkmann, Pitres, Déjérine entre autres — que le centre de tous les troubles trophiques siège quelque part dans les cornes antérieures. Il n'est pas étonnant, par conséquent, que la paralysie générale, qui possède une prédilection pour cette partie de la moelle (Joffroy), puisse, elle aussi, présenter des troubles pareils.

Quoi qu'il en soit, ces troubles sont rares, et présentent une physionomie un peu différente. C'est ainsi que, dans un des trois derniers cas, il s'agissait d'une altération de toutes les articulations des deux mains ; dans un autre, d'une nécrose suppurative du maxillaire inférieur et de la hanche ; enfin dans le troisième cas, la hanche était seule atteinte de suppuration et de déformation. Ces prétendues arthropathies, comme on le voit, diffèrent des athropathies tabétiques proprement dites, par leur forme, leur localisation et leur nature. Dans le tabes, en effet, les arthropathies ne sont qu'exceptionnellement suppuratives et aussi multiples, que dans les cas que nous venons de citer. Il s'agit ici pro-

b. Tabes.

blablement des arthrites suppuratives vulgaires avec déformations, qu'on observe fréquemment dans les organes déchus.

Et puis, on a observé de ces arthropathies dans la syringomyélie, cependant personne, que nous sachions, n'a essayé de confondre cette affection avec le tabes.

Tout récemment Sterne (1) a signalé, lui aussi, un cas d'arthropathie typique, coïncidant précisément avec l'apparition des troubles psychiques et intellectuels de la paralysie générale classique... chez un ancien tabétique.

Pour les fractures spontanées, la différence est encore plus grande. Nous ne connaissons pas, à la vérité, de statistiques exactes de ces troubles ; mais nous savons qu'on en compte par centaines dans le tabes, tandis que dans la paralysie générale c'est par unité. Encore ne sommes-nous pas bien persuadés que, dans cette dernière, il s'agisse des fractures spontanées proprement dites. Fractures spontanées.

Cependant Blaute rapporte un cas *quasi* probant, de fracture spontanée chez un dément paralytique, du moins ancien dément, car, au moment de la mort, il ne présentait aucun trouble mental. De plus, comme l'autopsie n'a pas été faite, on ne sait pas s'il s'agissait réellement d'un paralytique.

Wallon signale, dans sa thèse, le cas d'un paralytique qui « voulant s'évader, saute par la fenêtre et se fait une luxation « avec fracture du premier cunéiforme ». « Est-il besoin, disent MM. Ritti et Christian, d'être paralytique pour présenter dans ces conditions là, une fracture osseuse. » Quelle différence donc avec les fractures spontanées des tabétiques, qui se produisent au moment de se mettre au lit ou de se déchausser par exemple. Ici le traumatisme ou un effort exagéré — quoi

1. *In med. Record*, 1893, 28 janvier, p. 100.

qu'en dise Volkmann—ne joue aucun rôle, car, véritablement, s'il y était pour quelque chose, ces fractures devraient être plus fréquentes chez les hommes que chez les femmes; c'est ce qui ne l'est pas.

Les Anglais signalent, au contraire, la fréquence des fractures des côtes chez les paralytiques; mais, cela s'explique facilement par l'application du non-restreint chez les paralytiques anglais.

On en signale encore par-ci par-là quelques cas isolés de fractures spontanées chez les paralytiques, mais ce n'est pas suffisant pour soutenir que la paralysie générale et le tabes sont deux affections identiques. On ne saurait soutenir non plus, que, si la paralysie générale s'accompagne rarement de ces troubles, c'est parce que, sa durée étant très courte, elle ne leur permet pas de se développer. Car, dans le tabes ces troubles, ainsi que l'atrophie papillaire, surviennent généralement à la première période de la maladie.

Quoi qu'il en soit, on peut dire que, les fractures spontanées dans la paralysie générale sont, sinon exceptionnelles, du moins extrêmement rares. MM. Ritti et Christian sur 307 cas dont 279 hommes et 28 femmes, n'en ont pas observé un seul cas.

Pied tabétique. Une forme particulière de troubles osseux que MM. Charcot et Féré ont décrite, dans le tabes, sous le nom de pied tabétique et qui est la réunion des altérations osseuses et articulaires, n'existe pas dans la paralysie générale.

Troubles cutanés. De même, les troubles trophiques cutanés, très fréquents dans le tabes, sont extrêmement rares dans la paralysie générale. Ainsi, le mal perforant, pour ne parler que de celui-là, est exceptionnellement rencontré dans la paralysie générale.

M. Christian l'a rencontré deux fois seulement pendant une période de cinq ans. M. Barthélemy a réuni dans sa thèse 28 cas de paralysie générale typique avec mal perforant.

Mais, s'agit-il bien, dans ces cas, des maux perforants d'origine médullaire ? Ne sait-on pas que ces troubles peuvent relever d'une autre lésion, des névrites périphériques par exemple, si fréquentes dans cette affection.

D'ailleurs, cet auteur le dit expressément, lui-même, « qu'il n'a rencontré ces maux perforants plantaires que chez « des paralytiques fortement alcooliques » en d'autres termes, et en raison de leur fréquence, chez les malades, qui présentaient des névrites périphériques.

Or, dans le tabes ces troubles cutanés — comme tous les autres d'ailleurs — relèvent directement, quoi qu'en disent certains auteurs, M. Déjerine entre autres, de la moelle elle-même, car ils peuvent exister sans aucune participation d'une névrite périphérique. A cet égard l'observation de MM. Joffroy et Achard est tout à fait instructive (1).

Plus fréquents et même constants, dans la paralysie générale, sont, au contraire, les eschares du sacrum, qui peuvent se montrer dès le début même de l'affection. Ces eschares diffèrent de ceux, qui surviennent tardivement dans le tabes, et par leur siège et par leur aspect. Eschares.

Signalons, incidemment, comme trouble trophique dans la paralysie générale, les othématomes de l'oreille, qui n'existent jamais dans le tabes. Othématome.

Les troubles trophiques atteignent, chez les tabétiques, Troubles trophiques des viscères.

1. *In Arch. de méd. expérim.*, 1889, t. I, p. 241.

les viscères eux-mêmes. Or, ces troubles, « le mal perforant des valvules du cœur » de Teissier par exemple, n'existent pas dans la paralysie générale. Ici, au contraire, les organes internes sont atteints de dégénérescence graisseuse (Klippel).

Atrophie musculaire.

Enfin l'atrophie musculaire, qu'il ne faut pas confondre avec une simple émaciation des muscles, est assez fréquente dans le tabes et, malgré l'opinion de MM. Déjerine, Siemerling et Oppenheim, est toujours le résultat d'une lésion des cellules motrices de la moelle, ainsi que MM. Charcot et Joffroy l'ont parfaitement démontré.

Dans la paralysie générale, disent MM. Ritti et Christian, en dehors d'une complication réelle, surajoutée, telle que l'atrophie musculaire progressive (Baillarger) ou l'hémiplégie (Christian), l'atrophie musculaire spinale n'existe pas.

Pourtant, il faut le dire, il existe des cas de paralysie générale, qui, en dehors même de ces complications spéciales, présentent de l'amyotrophie myélopathique, au même titre que le tabes par exemple. Les observations de MM. Crellière, Westphal, Magnan, Voisin, Hannot et Joffroy en font foi.

Mais est-ce encore là une raison suffisante pour rapprocher l'une de l'autre ces deux affections? Evidemment non. Car, suivant la juste remarque de notre cher maître, M. le Dr Joffroy, la paralysie générale étant une affection de nature irrégulièrement diffuse de tout l'axe cérébro-spinal d'une part, et étant donnée sa prédilection pour la substance grise en général d'autre part, il n'y a rien d'étonnant à ce qu'elle se prenne, quelquefois, directement aux cornes antérieures, aussi bien qu'elle le ferait pour les faisceaux blancs de la moelle. Un cas rapporté par cet auteur justifie pleinement sa manière de voir (1).

Mais il n'y a pas que ces deux affections qui se compliquent d'amyotrophie. La sclérose latérale amyotrophique, la sclérose secondaire descendante des faisceaux pyramidaux, pour n'en parler que de celles-là, peuvent, souvent, retentir sur les cornes antérieures et amener de l'atrophie musculaire. Or, personne, que nous sachions, n'a essayé de rapprocher ces deux affections ni de la paralysie générale ni du tabes.

Car enfin, si deux maladies arrivent au même résultat final — et d'ailleurs, pour toutes les affections organiques du système nerveux la terminaison est, à peu de choses près, la même — si, disions-nous, le résultat final est le même, mais le processus et le temps employés par la lésion sont différents, s'ensuit-il que ces affections soient identiques. Assurément non. Or, dans le tabes et la paralysie générale ni le processus pathologique, ni le temps, que met la lésion pour aboutir aux cornes antérieures par exemple, ne sont pas les mêmes. Donc, quoique présentant les mêmes troubles trophiques, la paralysie générale et le tabes ne peuvent pas s'identifier.

Bien plus, l'amyotrophie, dans la paralysie générale, peut dépendre des névrites périphériques, que nous avons signalées ailleurs, et qui sont beaucoup plus fréquentes que dans le tabes, notamment celles d'origine infectieuse ou toxique.

Enfin, Borgherini pense que les amyotrophies, aussi bien que les eschares et les arthropathies de la paralysie géné-

1. *Semaine méd.*, 1892. p. 325.

Pied bot tabétique.

rale, peuvent relever directement d'une lésion cérébrale.

Une forme spéciale de l'amyotrophie du tabes, que M. Joffroy a bien décrite sous le nom de pied bot tabétique, n'existe pas dans la paralysie générale.

Après cette longue et un peu fastidieuse énumération des caractères essentiels de chacune des deux affections, nous croyons avoir réussi à démontrer que, malgré un certain degré d'analogie de plusieurs symptômes, pris isolément, la différence n'en existe pas moins entre elles quant à l'ensemble clinique... « Dans les maladies du système nerveux, dit M. le professeur Charcot, comme dans toutes les autres, nul phénomène, pris isolément, ne saurait être vraiment caractéristique. C'est le mode de groupement des accidents, leur mode d'évolution, d'enchaînement, la réunion des circonstances tout entière qui sert surtout, ici comme ailleurs, aux distinctions nosologiques » (1).

Donc c'est l'ensemble des symptômes et leur groupement ou leur mode d'évolution qu'il faut considérer. En d'autres termes, c'est la marche de ces deux affections qu'il faut observer pour se convaincre que l'ombre d'un doute, si doute il y a, ne saurait exister, un instant, entre elles.

Marche des deux affections.

Ainsi le tabes est une affection à évolution essentiellement chronique ; elle est tellement chronique que le tabétique meurt rarement par son tabes proprement dit. Le tabes met, à parcourir ses stades dix, quinze et même vingt ans. La paralysie générale, au contraire, est une affection à marche subaiguë. Elle peut durer, sans doute, sept ou huit ans, mais c'est l'exception ; dans la grande majorité des

1. *Œuv. Comp.*, t. II, p. 381.

cas, elle arrive à son terme en deux ou trois, et plus rarement quatre années. Certes, la différence de cette évolution ne tient pas, comme on pourrait le croire, à ce que dans un cas, les lésions intéressent la moelle et dans l'autre le cerveau ; que les désordres cérébraux amènent plus vite que les troubles médullaires la diminution de la résistance organique. Car, dit M. Ballet (1), il est des scléroses cérébrales (sclérose en plaques, scléroses infantiles séniles...) qui sont compatibles avec une longue durée de la vie — de même, ajouterons-nous, il est des lésions médullaires dont l'évolution est extrêmement rapide — il me paraît, continue-t-il, plus naturel de rattacher les différences d'évolution des deux affections à la nature différente du processus qu'à la localisation, sur des organes divers, d'une lésion qui, dans son essence, serait toujours identique à elle-même.

D'après les uns (Ball, Régis) exclusivement congestive, d'après les autres dans une certaine mesure seulement, la paralysie générale est, sans conteste, une affection où les échanges nutritifs, soit par suite d'un afflux considérable du sang, soit par suite de sa stase, sont très altérés. Aussi les ictus apoplectiformes ou épileptiformes, avec ou sans paralysie et aphasie, sont-ils constants et quelquefois même nécessaires au tableau classique de la paralysie générale. Dans le tabes il n'en est rien. Et si l'on observe quelquefois, dans celui-ci, des ictus cérébraux vrais, on ne saurait véritablement, sans s'abuser, les mettre toujours sur le compte du tabes. Pour être tabétique on n'en est pas moins susceptible à avoir tous les événements morbides de la vie commune.

1. *Semaine méd.*, p. 159, 1892.

Sans craindre de nous éloigner trop de la vérité, nous pouvons même dire que les tabétiques, à cet égard, diffèrent individus peu sinon point des normaux ou à peu près. Car, sur cent personnes bien portantes ou pour être plus logique — puisqu'on ne devrait comparer les malades qu'avec des êtres maladifs ou anormaux — nous dirons que, sur cent candidats pathologiques on trouverait sans peine, sinon autant de cérébraux que sur 100 tabétiques, au moins dans une proportion dont le nombre oscillerait dans des limites très restreintes. Avec cette restriction, toutefois, que, dans le tabes, de par la prédisposition générale du système nerveux d'une part et de par les habitudes vicieuses de ces individus d'autre part, peut-être ces phénomènes cérébraux sont-ils un peu plus fréquents que dans les autres cas ; mais c'est tout.

Chaque règle comporte des exceptions, mais une exception ne saurait être prise pour règle.

Température. On dit encore que la paralysie générale est une affection inflammatoire. En effet, l'hyperthermie est presque constante dans la paralysie générale ; elle se montre surtout après les ictus cérébraux, mais elle n'est pas rare non plus en dehors de ces attaques (Bayle, Calmeil). M. Magnan l'a notée plusieurs fois dans les formes dépressives avec délire hypocondriaque, mélancolique et même stupeur. M. Voisin dit «... la fièvre existe toujours à la première période de la maladie, se rencontre encore à la deuxième et persiste pendant des mois entiers quand l'évolution de la maladie est lente ». Le thermomètre à la main « on peut, dit cet auteur, porter ou confirmer le diagnostic, prévoir les complications et les enrayer dans certains cas, enfin faire de la thérapeutique rationnelle dans une maladie qui est réputée comme au-dessus de l'art ». Le tabes, au contraire, évolue pour ainsi dire, à froid.

La guérison, quoi qu'on en ait dit, n'existe dans aucun des cas. **Guérison.**

Quant aux rémissions, elles se rencontrent dans les deux affections. Toutefois, elles paraissent beaucoup plus fréquentes et plus longues dans le tabes. **Rémission.**

La période terminale est la même dans les deux cas. Dans les deux affections les malades deviennent impotents, paralysés; les muscles de la vie de relation ont refusé leur service. Les malades sont comme cloués au lit; ne mangent plus, perdent leurs matières et urines; les eschares se développent et ils finissent par succomber. Il semble, toutefois, que les tabétiques meurent plus proprement que les paralytiques généraux. « Constamment souillés, dit M. Magnan, par leurs urines et leurs selles, les paralytiques gâtent sans cesse et plongent leurs mains dans les ordures, dont ils recouvrent tout. Ils sont presque entièrement isolés du monde extérieur, auquel ils ne semblent plus tenir que par la vie purement végétative. » En effet, chez ces malades, il ne faut pas l'oublier, la déchéance organique est produite surtout par les désordres mentaux. **Terminaison.**

Les paralytiques mangent, ou lorsqu'on les fait manger, ils digèrent jusqu'au dernier moment; aussi, quoiqu'ils mènent une vie bestiale, sont-ils, le plus souvent, engraissés. Les tabétiques mangent peu ou point parce que leurs fonctions digestives sont défectueuses; aussi maigrissent-ils et se consomment-ils rapidement. Chez les premiers la déchéance est amenée par la diminution de la résistance organique, chez les derniers par la consomption.

Les paralytiques meurent souvent par une pneumonie intercurrente infectieuse; les tabétiques par la tuberculose, qui, elle, est exceptionnelle chez les premiers. Chez les paralytiques on observe très souvent la mort par des accidents par asphyxie, à la suite du passage du bol alimentaire dans la trachée ; or, ceci n'existe pas chez les tabétiques. Enfin, et sans y insister davantage, les paralytiques se suicident quelquefois, tandis que les tabétiques jamais.

En somme, la différence ne les quitte pas dès le berceau pour ainsi dire, jusqu'à la tombe. Si la paralysie générale arrive dans beaucoup de cas à esquisser certains symptômes tabétiques, elle ne le peut pas tous. Puis, il y a d'autres affections, la compression de la moelle par un tubercule ou autrement, une plaque scléreuse ou un foyer de ramollissement entre autres, placés au niveau des cordons postérieurs, qui peuvent simuler, à s'y méprendre, le tabes sans qu'on puisse, pour cela, les regarder comme tels, du moins sur la table d'autopsie.

Mais si l'on tient absolument à différencier les cas de paralysie générale avec sclérose des cordons postérieurs des cas purs et classiques, ce n'est pas, certes, en associant la maladie de Bayle à celle de Duchenne. Ce qu'on pourrait faire, nous semble-t-il, c'est de donner à ces cas une dénomination nouvelle ou plutôt une légère modification comme le font les Allemands par exemple, à savoir : « *Dementia paralytica tabica* ».

Si, enfin, c'est dans le but de simplifier la nomenclature nosographique, dont l'avantage, croyons-nous, est bien douteux, qu'on veut réunir certains états morbides, ce n'est pas encore le cas présent. On réussirait, peut-être, mieux — c'est ce qui est encore problématique d'ailleurs — en essayant de réunir la paralysie générale à la sclérose en plaques ou à l'ataxie de Friedreich par exemple, qui, toutes deux, se rapprochent, à plusieurs points de vue, du tabes et de la paralysie générale. Les deux, scléroses en plaques et ataxie de Friedreich, peuvent, en effet, présenter des troubles mentaux, semblables à ceux de la paralysie générale. On peut même dire que la sclérose en plaques se rapproche beaucoup plus de la paralysie générale que ne le fait le tabes. Mais, ce n'est qu'une hypothèse, car il ne saurait y avoir aucun rapprochement clinique.

### D. — Etiologie.

Il n'est peut-être pas de question en pathologie interne en général, et en pathologie nerveuse en particulier, qui soit plus controversée que celle qui concerne l'étiologie de ces deux affections.

La difficulté de l'expérimentation d'une part, l'impossibilité de la constatation clinique de la cause prochaine ou la relation exacte de cause à effet d'autre part, sont les principales, sinon uniques raisons de ce désaccord.

Puis, comme de part et d'autre il est impossible de combattre, preuves matérielles à l'appui, les opinions contraires, l'imagination, pour y suffire, s'est donnée la libre carrière et, tant qu'on restera sur ce terrain, il n'y a pas, croyons-nous, de raisons bien sérieuses pour qu'on se rende et que les débats cessent.

En effet, cette question, après avoir occupé plus d'un congrès scientifique et fourni matière à toute une littérature, ne semble pas encore complètement épuisée ; car, de temps en temps, aux époques de récréation intellectuelle, croyons-nous, on y revient afin de rafraîchir ses doctrines et rappeler, sans les persuader d'ailleurs, les infidèles récalcitrants à se convertir. On reste impassible... Pourquoi? Parce qu'on ne promet pas, suffisamment, à ses adeptes, la tranquillité de l'esprit.

En effet, si l'on parcourt ces travaux et discours, on n'y trouve rien, ou à peu près, de nouveau, ni de bien convaincant : tout y est vieux et classique, sauf, peut-être, la forme littéraire et l'exposition d'idées, ce qui souvent plaît, mais, en tout cas, ne démontre rien.

En vérité, pendant la lecture de ces travaux on est parfois charmé par l'argumentation plus ou moins philosophique, plus ou moins spirituelle. Mais, après avoir réfléchi quelques instants, on se dit c'est bien, c'est même très bien, mais, d'après ce que j'ai vu, moi-même, je n'en suis pas bien convaincu. C'est là, à peu près, le sentiment — très juste d'ailleurs — de tout le monde qui suit de près la question de l'étiologie de ces deux affections. Car personne, que nous sachions, n'est sans avoir vu de cas, qui ne concordent pas avec les idées d'autrui.

D'où viennent donc cette méfiance et ce désintéressement réciproques? Ne s'agit-il là que des vues de l'esprit? Nullement. On ne saurait, en effet, qualifier ces opinions de vues de l'esprit, attendu que le fait réel existe, en tant, du moins, que la constatation pure et simple. Il y a, en effet, des tabétiques ou des paralytiques qui sont, à n'en pas douter, tarés d'hérédité névropathique, comme il y en a qui sont manifestement syphilitiques. A cet égard, il n'y a pas de discussion possible.

La raison en est plutôt dans le défaut d'arguments solides, irréfutables d'une part et dans le peu de valeur de ceux sur lesquels on s'appuie pour défendre ses théories d'autre part.

En effet, quelle foi pourrait-on avoir dans l'argument qui vous dit, par exemple que tout tabétique, et depuis quelque temps, tout paralytique, a eu dans le temps — et quelle qu'en soit la distance d'ailleurs — la syphilis ? De même, les syphiligraphes ne peuvent pas s'imaginer qu'un fils, de souche névropathique, ainsi que l'entend M. le professeur Charcot, puisse, à un moment donné et à n'importe quelle occasion, devenir tabétique ou paralytique général.

Dès l'abord cela paraît tout à fait téméraire de soutenir une question pareille ; mais en réfléchissant on verra que les uns et les autres sont dans le vrai pour une excellente raison c'est que, dans tous les cas, ces deux causes se trouvent réunies, sinon toujours, du moins assez fréquemment. Nous disons assez fréquemment, car la syphilis n'est devenue fréquente, chez ces malades, que par la force des circonstances que crée la société moderne, mais elle n'est pas nécessaire; tandis que la prédisposition névropathique est indispensable *sine qua non* de tabes ni de paralysie générale.

Sans nous attarder plus longtemps sur les généralités, passons, de suite, aux faits. Mais avant d'en arriver là, nous devons ajouter encore que, vu l'importance du sujet à traiter, nous ne pouvons pas entrer dans tous les détails, car cette question exige des travaux spéciaux. Nous nous bornerons seulement à quelques considérations personnelles.

Comme à l'origine de toutes les théories chaque auteur ou promoteur de la théorie tâche — et, d'ailleurs, avec juste raison jusqu'à un certain point — à faire accepter ses opinions, il en a été de même — et, malheureusement, l'est encore — pour la syphilis. Dès les premiers moments nous avons assisté et assistons encore à des luttes acharnées, qui se livrent entre les partisans et les adversaires. Peut-être même eût-on poussé l'enthousiasme, pour la théorie syphilitique, jusqu'au chauvinisme, puisqu'on tend aujourd'hui ni plus ni moins qu'à subordonner toutes les affections nerveuses à la syphilis ou à son agent toxique.

Quoi qu'il en soit, c'est à M. le professeur Fournier que nous devons nos connaissances exactes sur la syphilis nerveuse. Depuis bien longtemps cet auteur s'est attaché, dans ses leçons magistrales, à démontrer combien est grande la prédilection de la syphilis pour le système nerveux. A cet égard il a droit — que personne ne lui marchande d'ailleurs — à la reconnaissance universelle. Toutefois, il est juste de rappeler, que, dans cette tâche, il a été beaucoup secondé par M. le professeur Charcot.

Parmi les nombreuses formes cliniques de la syphilis nerveuse, M. le professeur Fournier décrivit en 1879 (1) une paralysie générale, puis en 1882 un tabes d'origine syphilitique. Bien qu'il en donnât quelques caractères essentiels qui distinguent ces formes de celles, décrites par Bayle et Duchenne, il crut, néanmoins, pouvoir ajouter que toutes ces formes morbides, décrites par lui, ne constituaient, en somme, que les formes classiques de la paralysie générale et du tabes. Aussi fut-il amené à conclure, surtout pour ce dernier, que : « Pour la grande majorité des cas, la syphilis détermine l'ataxie par elle-même. Donc comme conclusion bien

1. *La syphilis du cerveau*, 1879, p. 337.

légitime, ce me semble, nous sommes autorisés à admettre que la syphilis n'a nul besoin de causes adjuvantes, localisatrices, pour se porter sur la moelle. Elle existe et c'est assez; elle est en puissance dans l'organisme, et cela seul lui confère la faculté d'affecter *proprio motu*, de son seul chef et sans incitation auxiliaire, tel ou tel système de l'économie » (1). Toutefois en reconnaissant la prédisposition nerveuse chez les tabétiques classiques, il ajoute: « Eh bien, en ce qui nous concerne il en est de même (hérédité névropathique) pour l'ataxie qui se développe sur nos syphilitiques. Elle aussi reconnait l'influence de cette prédisposition héréditaire et y obéit ».

L'essentiel est qu'il avait admis, pour ces deux affections, l'origine syphilitique. L'impulsion fut donnée et une idée, partie d'un maître de cette valeur, ne tarda pas à trouver de nombreux adeptes.

Si le vieil adage: « On est plus royaliste que le roi même » est vrai, c'est bien le cas ici, car il paraît maintenant qu'il faut être « plus Fourniériste que M. Fournier » (2), et considérer comme syphilitiques tous les troubles nerveux qui se montrent dans le cours de la période tertiaire de la syphilis. Nous ne discuterons pas la valeur de cette assertion, dont nous laisserons la responsabilité à son auteur, M. Gaucher; mais nous dirons que si personne ne conteste la fréquence des accidents nerveux au cours de la syphilis, il reste à démontrer que ces accidents nerveux sont toujours et exclusivement syphilitiques.

1. *L'ataxie locom. syphilitique*, 1882, p. 25.
2. Gaucher. *Soc. de dermat. et syphiligr.*, 7 juillet, 1892.

Sur ce point, n'en déplaise à M. Gaucher, nous nous inscrivons en faux contre cette manière de voir.

D'ailleurs, ce n'est pas une chose nouvelle. De tout temps on décrivait des troubles nerveux d'origine syphilitique. Ainsi, Baumès, Rodriguez, Briquet, Zambaco avaient décrit une hystérie d'origine syphilitique. M. Fournier, dans ses leçons, disait, en 1873, que la syphilis peut provoquer et créer de toutes pièces des névroses. Il décrit même une hystérie, dite secondaire, d'origine syphilitique, « parce que la dite hystérie apparaît au cours de la syphilis et disparaît avec les pilules spécifiques. » Mais les syphiligraphes n'ignorent point, croyons-nous, qu'à la Salpêtrière aussi on guérit des hystériques par des pilules... de mie de pain.

Il n'en est pas de même du tabes. Les syphiligraphes avouent, eux-mêmes, que le traitement spécifique ne fait absolument rien pour le tabes syphilitique. A la Salpêtrière, au contraire, nous voyons des tabétiques qui n'ont jamais usé du mercure et qui sont, sinon tout à fait guéris, du moins dans un état stationnaire depuis des années, si bien qu'on peut supposer que leur tabes est cicatrisé; c'est ce qui n'est pas dans l'habitus de la syphilis non traitée.

Quoiqu'il en soit, on peut dire que, sur la question de l'étiologie du tabes et depuis quelque temps de la paralysie générale, les auteurs se divisent en deux camps principaux : Pour les uns c'est la prédisposition héréditaire qui joue le rôle principal, tandis que les autres causes ne sont que des adjuvants; pour les autres, au contraire, c'est la syphilis, et rien que la syphilis, qui en est le principal facteur. Parmi ces derniers les uns se demandent si les deux affections doivent être considérées comme une des modalités de la syphilis tertiaire

(Fournier, Erb, Kjelberg); les autres (Möbius, Strümpell) pensent, au contraire, qu'elles sont le résultat d'une infection post-syphilitique ou virulente; enfin, d'autres considèrent la syphilis comme un agent révélateur unique de la prédisposition. Ceux-ci ne diffèrent donc des défenseurs de la prédisposition héréditaire que par leur exclusivisme. Car jamais, au grand jamais, les derniers n'ont prétendu que la prédisposition puisse, à elle seule et sans aucun secours, déterminer le tabes ou la paralysie générale. Ce sont les syphiligraphes eux-mêmes qui le leur font dire. Au contraire, l'école de la Salpêtrière a toujours admis que, parmi les causes adjuvantes, la plus puissante et la plus fréquente est la syphilis. Comme on le voit à la Salpêtrière on est plus transigeant que partout ailleurs.

Disons, en passant, que, pour la paralysie générale, il y a encore l'ancienne opinion qui fait dépendre cette affection de l'alcoolisme. Mais, ici encore, on retrouve les mêmes divergences d'opinions : les uns voient dans la paralysie générale l'expression pure et simple d'un alcoolisme avéré; les autres, au contraire, considèrent ce dernier comme une pierre de touche par excellence de l'équilibre des fonctions cérébrales (Féré). La vérité est que tous les alcooliques ne deviennent pas des paralytiques, de même que ces derniers ne sont pas toujours d'anciens alcooliques. Il faut donc admettre que derrière l'alcoolisme se cache autre chose et peut-être même pourrait-on se demander si l'alcoolisme, lui-même, ne serait pas déjà un indice du déséquilibre mental. « La folie et la paralysie générale, dit Marcé, sont bien d'ailleurs deux rameaux d'une même famille » (1). Alcoolisme.

1. *Traité pratique des mal. ment.*, Paris, 1862, p. 169.

Théorie syphilitique. Mais revenons à la théorie moderne ou théorie syphilitique. Or, quels sont les arguments sur lesquels se basent les syphiligraphes pour soutenir leur théorie ? Ils sont nombreux, sans doute, mais d'inégale valeur. Aussi, nous ne voulons point reprendre, un à un, tous ces arguments et voir ce qu'ils valent. D'ailleurs, les syphiligraphes eux-mêmes — et quoi qu'en disent certains d'entre eux — se plaisent fort

Statistiques. bien à n'en rapporter qu'un seul, à savoir : les statistiques. Or, la statistique — arme à deux tranchants — pour être exacte, doit porter d'abord sur un grand nombre et ensuite et surtout sur les unités identiques. Eh bien, est-il besoin de dire, les êtres humains ne constituent point les unités identiques ; chaque individu a sa manière d'être à lui, aussi bien à l'état normal qu'à l'état pathologique. Il y a des malades et non des maladies ; aussi ne devrait-on pas réunir tous les syphilitiques dans le même groupe.

Cependant dans la syphilis, plus qu'ailleurs, la statistique est applicable. Nous nous expliquons. De même qu'il n'y a pas deux individus qui se ressemblent extérieurement, de même il n'y a pas deux individus qui se ressemblent quant aux fonctions organiques. La première différence se laisse voir, tandis que la seconde doit être cherchée.

Hérédité. Nous savons, de par les lois de l'hérédité normale, que toutes les fonctions psychiques se transmettent intégralement de père en fils. Quelquefois même tous les enfants de la même couche peuvent hériter, de leur père, les mêmes capacités ou à peu près. Les mêmes lois régissent l'hérédité pathologique ou la résistance organique. Encore cette dernière n'est-elle pas aussi exigeante que la première. Tandis qu'ici la loi se contente d'une transmission simple, des générateurs pathologiques aux enfants, d'un état de *locus minoris resistentiæ*, état en imminence morbide qui ne demande qu'un prétexte pour faire explosion — et dont l'espèce sera déterminée par le sujet lui-même et non pas par son terrain hérité — là, au contraire, la loi de l'hérédité exige que les caractères soient en tous points transmis. De plus, que la forme de cette hérédité soit directe, soit indirecte, ou par croisement, soit, enfin, par hérédité en retour ou par hérédité aux périodes correspondantes de la vie, peu importe, l'essentiel est que ces caractères sont intégralement transmis à la progéniture. Ces faits sont reconnus de tous.— Or, du moment qu'on admet cette transmission, si compliquée, des caractères normaux, pourquoi se refuserait-on d'admettre la possibilité d'une transmission d'un simple état de vulnérabilité. D'ailleurs, nous ne voyons pas que cette doctrine soit contestée par personne. Le désaccord n'est que dans son interprétation.

Les syphiligraphes avaient supposé et, malheureusement, supposent encore que, par l'hérédité névropathique, les partisans de cette doctrine voulaient dire que les descendants reçoivent *ad integrum*, de leurs aïeux, les maladies comme les caractères à l'état normal. Alors, ils se sont mis à la recherche, chez les ascendants, des mêmes manifestations et, ne les trouvant pas, s'écrièrent que l'hérédité chez les tabétiques n'est qu'une chimère. Pour eux, ne sont donc héréditaires que les affections qui se transmettent de toutes pièces ou maladies similaires, comme les appelle M. le professeur Charcot. Mais c'est une erreur la plus profonde ; il n'y a, en effet, qu'à se rapporter à ce qu'a dit et dit encore ce grand maître pour constater l'inanité de ces assertions.

Or, cet auteur, sur l'autorité duquel on ne saurait trop

s'appuyer en cette matière, comme en bien d'autres d'ailleurs, a nettement établi ce qu'il faut entendre par l'hérédité névropathique. Il a insisté plus particulièrement sur la différence qui existe entre ce qu'il appelle les maladies familiales, qui peuvent être en même temps héréditaires, et celles qui sont héréditaires proprement dites. Pour ces dernières, il dit même très explicitement que ce n'est pas l'hérédité similaire qui les distingue, c'est, au contraire et surtout, l'hérédité dite par transformation. L'hérédité a besoin de s'éplucher en quelque sorte, en même temps de « s'accumuler » pour éclater.

Sans vouloir insister davantage — et à notre grand regret — nous dirons donc que chez les tabétiques, comme chez les paralytiques d'ailleurs, l'hérédité névropathique consiste dans la transmission d'un état de vulnérabilité pure et simple de leur système nerveux; les circonstances ultérieures et les habitudes du sujet déterminent l'espèce de l'affection.

Ainsi sont créés les individus dits tarés ou prédisposés.

Cette prédisposition, ainsi que nous le disions plus haut, doit être cherchée ; c'est ce qui n'est pas toujours bien facile d'ailleurs. Cependant nous y sommes aidés par les maladies elles-mêmes. Il est de connaissance tout à fait banale que chacun fait sa maladie à sa façon. Cette différence ressort encore plus nette dans les affections chroniques, dont la syphilis occupe le premier rang. Peut avoir la syphilis qui veut, mais ne peut avoir le tabes ou la paralysie générale qui veut. A cet égard tous les mondes, voire même les syphiligraphes, sont d'accord. Comment donc expliquer, à moins d'admettre plusieurs espèces de syphilis — ce qui est peu probable — que, dans deux cas de syphilis, puisés à la même source, l'une se portera sur le système nerveux, l'autre sur un autre organe? Est-ce bien la syphilis, elle-même, qui commande cette localisation? Ne vaudrait-il pas mieux dire que la syphilis ne fait qu'obéir à une force supérieure ou plutôt intérieure?

En somme, la syphilis, comme toutes les autres affections toxiques ou infectieuses d'ailleurs, ne fait que grouper les individus selon leurs aptitudes et forces de réaction. C'est seulement dans ces conditions que la statistique est nécessaire pour déterminer la quotité de chaque forme morbide, suivant le milieu, dans la syphilis.

Ainsi, par exemple, on devrait dire que, sur 100 syphilitiques d'un milieu donné, il y en a tant, qui ont la syphilis nerveuse — ceux-ci se subdiviseront en classes ou groupes, suivant la localisation du processus, et suivant la forme clinique: tabes, gommes, paralysie générale, paraplégie, etc. — tant, qui présentent une autre localisation organique; tant, enfin, dont la syphilis reste à l'état constitutionnel général, etc.

De cette façon on arriverait à établir approximativement, pour la syphilis, un pourcentage, par rapport aux autres affections, plus ou moins exact et constant. Car, toute chose égale, les statistiques dans ces cas, et quel qu'en soit l'auteur d'ailleurs, s'accorderont toujours entre elles.

Inversement, si l'on voulait conclure, comme on a l'habitude, d'effet à cause, on pourrait, de ces mêmes statistiques, voir combien sur 100 tabétiques ou paralytiques par exemple, ayant eu la syphilis, correspondent de tabétiques ou de paralytiques présentant une autre cause déterminante.

Enfin, comme résultat final et naturel, en comparant les

statistiques de différents pays et des différentes régions de chaque pays en particulier, nous aurions l'état biologique de leurs habitants respectifs. En d'autres termes, étant donné que dans un centre de population la quotité des maladies nerveuse, dans la syphilis, est très élevée, on dira que la résistance du système nerveux de ses habitants est diminuée. Que ce soit par la mauvaise hygiène, que ce soit par une sélection morbide naturelle, peu importe, en tout cas, la résistance organique est mauvaise.

Sans parler d'autres déductions pratiques, cette façon de faire les statistiques présenterait, croyons-nous, d'énormes avantages sur celle dont on se sert aujourd'hui.

En effet, dans les statistiques actuelles c'est le pourcentage de la syphilis qui est exprimé. Or, quand on dit que sur 100 tabétiques ou paralytiques il y en a tant qui sont d'anciens syphilitiques on n'a rien prouvé, du moins en ce qui concerne la réalité des choses. Car, intentionnellement ou involontairement, peu importe, ces statistiques sont faites de telle façon qu'il n'y en a pas deux qui s'accordent parfaitement, c'est ce qu'elles devraient faire, au contraire, si elles exprimaient la vérité. Mais, si cette dissemblance n'existait qu'entre les statistiques suivant le pays, le mal n'en serait pas grave. Elle existe, — c'est précisément qui les condamne — et même elle est très grande, entre les statistiques, suivant l'auteur, pour un même pays.

En effet, comment se fait-il que dans un centre d'agglomération, comme celui de Paris par exemple, où les conditions hygiéniques sont à peu près identiques pour tous les citoyens, comment se fait-il, disions-nous, qu'on arrive à trouver, d'un côté, 92 pour 100 de syphilis et, de l'autre, 27 pour 100 seulement et moins encore, du moins en ce qui concerne le tabes, car pour la paralysie générale la différence est encore plus grande. Sans aller jusqu'à dire que ces statistiques sont faites pour le besoin de la cause, on est tenté d'y voir l'influence, très réelle d'ailleurs, du milieu où elles sont recueillies.

D'autre part, si l'on pouvait ou si l'on voulait mettre en regard du nombre des syphilitiques tabétiques ou paralytiques, le nombre des syphilitiques purs — et sans compter les syphilitiques ignorés? — on serait stupéfait !

Nous connaissons des pays, où la syphilis règne endémiquement, sur une grande échelle, parmi les populations agricoles et où l'on observe toutes les formes de la syphilis constitutionnelle, excepté le tabes et la paralysie générale. Leur système nerveux sera-t-il supérieur? Certainement, du moins au point de vue de la résistance. Car seuls, les enfants, issus des mêmes familles, mais exerçant une profession libérale dans les grandes villes, s'acheminent vers ces états morbides.

Quoi qu'il en soit, les statistiques actuelles ne sont pas impartiales, car elles reflètent, dans une certaine mesure, la pensée des auteurs et non pas les faits bruts, comme dans celles que nous proposons.

Recherche des antécédents.

On nous reproche de ne pas chercher suffisamment les stigmates spécifiques. Nous pourrions plutôt leur reprocher de ne pas chercher suffisamment les stigmates héréditaires. Il faut vraiment avoir passé par la Salpêtrière, pour s'enquérir de la difficulté énorme, que présente la recherche des antécédents héréditaires.

Tandis que pour la syphilis on se contente de l'existence, dans les antécédents personnels, d'un traitement spécifique ou de la présence de quelques traces indélébiles de l'infection, pour l'hérédité nerveuse, au contraire, il faut user de stratagèmes, car on n'aime pas à avoir un fou ou un bizarre dans sa famille. Souvent c'est un hasard qui dévoile le secret, dans lequel s'enferment volontiers les malades. Une fois, à la consultation de la Salpêtrière, il s'agissait à examiner un cas, où, manifestement, il devait exister une hérédité. La malade persistait à nier et — partit. La personne, qui est préposée à l'introduction des malades, ayant entendu la dénégation de la malade, vint nous dire qu'elle connaissait bien la malade et qu'elle savait aussi qu'un de ses proches parents était, en ce moment-là, enfermé à Bicêtre.

Notre cher maître, M. le D^r^ Joffroy, nous a raconté un cas analogue qui s'est passé dans son cabinet. Ici, c'est la belle-mère, qui accompagnait la jeune femme, malade, qui crut nécessaire d'avouer l'existence des déséquilibrés dans la famille, espérant, par là, rendre la guérison plus facile. Aussi, après être sorties, revint-elle faire ses confidences.

Mais ce n'est pas tout. La prédisposition n'est pas seulement héréditaire; elle peut encore être acquise. M. le professeur Bouchard, dans ses leçons, a démontré qu'un vice de nutrition peut déterminer un lieu de moindre résistance. Les deux états peuvent même s'associer assez souvent, ce qui rend la famille neuropathologique plus nombreuse encore. Les diathésiques se marient avec les tarés et la progéniture ne sera que moins résistante encore. Ceci a amené M. le professeur Charcot à créer son arbre généalogique de l'hérédité neuropathologique, qui rend une image réelle de cette filiation morbide.

Nous aurions eu encore à ajouter beaucoup d'autres considérations ; mais, pressé par le temps, nous nous arrêtons. D'ailleurs, nous espérons revenir sur cette question, qui nous est tant chère, dans une autre occasion.

Donc, les statistiques sont insuffisantes à démontrer l'origine syphilitique de ces deux affections. Si les syphiligraphes tiennent absolument aux chiffres, nous pourrions leur en opposer d'autres, qui démontrent tout à fait le contraire. Mais ce serait jouer de chiffres. Et, lorsque nous disions plus haut que les statistiques sont une arme à deux tranchants, nous croyons avoir dit la vérité, car, avec elles, on peut faire tout : elles s'y prêtent admirablement !

Il faut donc se rappeler que chaque maladie possède deux sortes de causes : les unes, dont personne ne saurait se soustraire, sont les causes générales de la maladie elle-même et les autres ou causes spéciales qui dirigent l'affection sur tel ou tel organe. Quand on aura admis cette distinction, les différends n'auront plus de raison d'être.

Ceci importe surtout pour le système nerveux. Il est grand temps, croyons-nous, de s'entendre, une fois pour toutes, qu'en matière d'affections nerveuses la prédisposition sera toujours supposée sous-entendue et les différentes épithètes, dont on fait suivre la dénomination de la maladie, ne servira que pour désigner le motif ou sujet de son apparition. « Le sujet, dit M. le professeur Charcot, n'est qu'un accident dans l'histoire du mal, de même que chacun de nous n'est qu'un accident dans l'histoire de l'humanité » (1).

M. le professeur Fournier a été le premier à s'en apercevoir, car il vient de donner son approbation. Il est à espérer

1. *Leçons du mardi*, p. 40.

maintenant que, l'impulsion partie, on ne tardera pas, comme on l'a fait, d'ailleurs, lors de la première opinion de cet éminent maître, de se rendre complètement.

Voici, en effet, ce que ce maître, avec sa franchise et son impartialité qui l'honorent, vient de dire: « Très certainement, le nervosisme héréditaire ou acquis est au nombre de ce qu'on appelle les causes localisatrices de la syphilis; c'est là une cause qui, passez-moi le mot, dirige la syphilis vers la moelle ou le cerveau. Très certainement, il est des sujets dont on peut dire le jour où ils contractent la syphilis : « Voilà des gens spécialement menacés pour l'avenir quant à leur système nerveux, si la syphilis sur eux aboutit au tertiarisme, c'est au système nerveux que, suivant toute vraisemblance, ledit tertiarisme donnera assaut. » Il distingue les prédestinés héréditaires (de souche névropathique), les nerveux de naissance et les prédisposés par surmenage. Il insiste même sur la nécessité de s'enquérir, chez les syphilitiques, de l'état du système nerveux, afin d'instituer le traitement préventif.

Après cet aveu nous n'avons plus rien à ajouter. Nous aurions pu même mettre ce passage en tête de notre dernier article ce qui nous aurait dispensé d'entrer dans ces considérations, si courtes qu'elles soient. Mais, comme nos opinions étaient déjà arrêtées avant la publication de cet ouvrage, nous avons tenu à les annoncer.

Ainsi donc, la syphilis — sans lui ôter, d'ailleurs, quoi que ce soit de sa force et de sa qualité d'agent perturbateur organique par excellence — se trouve réduite à sa juste valeur :

1. Fournier. *Traitement de la syphilis*. Paris, 1893, p. 579.

maladie infectieuse de premier ordre. Mais c'est tout. Qu'on invoque la théorie du virus ou du microbe, la question ne change en rien. Car, au virus, on oppose aujourd'hui l'immunité naturelle — ce qui, en somme, n'est autre chose qu'une prédisposition, qu'on pourrait appeler négative par opposition à la prédisposition active ou non immunité organique. Pour ce qui est des microbes, l'organisme a ses phagocytes qui, suivant l'individu, sont plus ou moins actifs. En somme, comme on le voit, c'est à l'organisme lui-même de décider du combat : sortir victorieux ou, sinon succomber tout à fait, du moins capituler, avec la faculté, toutefois, d'imposer au vainqueur ses conditions de soumission. En un mot, le terrain avant tout, tandis que l'élément pathogène, suivant l'heureuse expression de notre cher maître, M. le Dr Joffroy, « ne frappe qu'au point que lui a déjà indiqué l'hérédité. »

Donc, le tabes — comme la paralysie générale — est une affection préparée par la prédisposition héréditaire ou acquise du système nerveux et produite par une cause déterminante quelconque. Les agents, qui amènent des modifications chimiques du sang, figurent comme les plus nombreuses des causes déterminantes. Parmi celles-ci la syphilis, de par sa fréquence et sa virulence occupe peut-être le premier rang.

En finissant, disons, avec M. le professeur Charcot — et pour contenter les syphiligraphes « si vous avez des tendances à devenir tabétique — et paralytique, par conséquent — évitez à tout prix la syphilis ».

D'après ce que nous venons de dire très rapidement, il est facile, croyons-nous, de se rendre compte de l'association elle-même de ces deux affections. Lorsqu'on est prédisposé, on l'est et par son cerveau et par sa moelle. Mais cela ne veut pas dire que, lorsque l'une des deux extrémités de l'axe cérébro-spinal se prend, l'autre, elle aussi, doive se prendre à son tour, du moins sous la forme dont nous nous occupons en ce moment. Car, tout en étant prédisposé dans sa totalité, le système nerveux peut présenter, suivant la région, une résistance plus ou moins grande. Des exemples en abondent. Ainsi, chez les arthritiques par exemple, bien que tout l'organisme soit en état de vulnérabilité à peu près égale, tous les organes ne succombent pas, chez tous, de la même façon, sous l'influence d'une intoxication. Chez l'un, l'alcoolisme — ou la syphilis — se portera sur le foie, par exemple, chez un autre sur les vaisseaux, chez un troisième sur le système nerveux, etc.

De même, pour que le tabes et la paralysie surviennent chez un même sujet, il faut que toutes les conditions, nécessaires à leur développement, soient réunies, chez lui, en même temps.

C'est en vertu de la loi de l'hérédité que les affections parentes se réunissent chez le même individu. C'est en vertu de cette même loi que le tabes et la paralysie générale s'associent.

Or, étant deux rameaux du même arbre ou, plus pittoresquement, deux cousines germaines, comme l'a dit notre cher maître, ces deux affections, en s'associant, ne font qu'obéir au lien de parenté qui les unit. Mais, nous le répétons, cette réunion n'est pas fatale. Tout dernièrement, à propos d'un cas de chorée compliquée de troubles mentaux, M. Joffroy (1) s'exprimait ainsi « ce qui revient à dire que la dégénérescence, ou en d'autres termes, la malformation congénitale

1. *Semaine méd.*, p. 89, 1893.

du système nerveux, provoquée par une hérédité plus ou moins lourde, plus ou moins longue, ne frappe pas, n'atteint pas tous les appareils également. Chez l'un, ce sera surtout et peut-être exclusivement l'appareil moteur qui sera atteint; chez l'autre, l'appareil intellectuel ; chez le troisième, l'appareil trophique ou sensitif. Souvent aussi ces différents appareils seront atteints simultanément et à des degrés variables, de manière à réaliser des combinaisons très diverses. De telle sorte que les dégénérés forment, non pas un petit groupe restreint et isolé au milieu de l'aliénation mentale, mais une famille excessivement nombreuse, dont chacun des membres se présente avec sa physionomie individuelle. Tous cependant sont réunis par ce lien commun, à savoir que leur système nerveux, présentant des points de résistance insuffisante, sera presque fatalement atteint d'un trouble organique ou fonctionnel, lorsque l'occasion se présentera. La fatalité pèse sur ces sujets. »

« Ainsi comprise, la dégénérescence s'étend sur presque toute la pathologie mentale, sur la plupart des affections nerveuses et aussi sur la plupart des maladies dues à un trouble de la nutrition (arthritisme, diabète, rhumatisme chronique, goutte, etc.) ».

Ces quelques points en disent plus que ne le feraient des pages entières. En effet, la paralysie générale et les tabes s'unissent avec presque toutes les affections nerveuses et d'autres dépendant d'un vice de la nutrition. Plusieurs même de ces affections peuvent se rencontrer chez un même individu. Dans les leçons de M. Charcot on trouve plusieurs cas de tabes associé à une ou plusieurs affections nerveuses proprement dites, telles que : sclérose en plaques, maladie de

Thomsen, hystérie, épilepsie, vertige de Menière, etc., et à plusieurs autres affections de nature diathésique, telles que, goutte, rhumatisme... Enfin dans un cas il y avait encore une paralysie pseudo-hypertrophique. La tuberculose se rencontre couramment dans les antécédents de famille et chez les malades eux-mêmes.

MM. Guinon et Souques (1) ont rapporté un cas de tabes avec le diabète sucré. Ici, ce n'est pas le tabes, qui, en se propageant au bulbe, a déterminé la glycosurie, comme on pourrait le penser — ce qui, d'ailleurs, est rare — mais, comme le font remarquer ces auteurs, il s'agit ici d'une association en vertu des liens étroits qui les unissent.

Puis, MM. Joffroy (2), Barié (3), Wiener (4), Möbius (5) ont rapporté des cas de tabes associé à la maladie de Basedow.

Cette association du tabes avec différentes affections névropathiques est une preuve incontestable de la nature névropathique du tabes lui-même.

On trouve la même combinaison entre la paralysie générale et ces différentes affections névropathiques.

Statistique des cas associés.

Enfin — et c'est par là que nous finirons — parlons un peu statistiques, puisque aujourd'hui, pour soutenir une opinion, on s'appuie très volontiers sur des arguments d'ordre numérique.

On a prétendu que l'association du tabes avec la paralysie générale est très fréquente, même constante, du moins, on

1. *Arch. de Neur.* 1891-92, n° 66, 67, 68.
2. et 3. *Soc. méd. des hôp.*, 1888, 17 décembre.
4. *Inaug. Dissert. Berlin.* 1891.
5. *In Deutsch. Zeitsch. f. Nervenheilkunde*, 1891, t. I, p. 123

trouve chez tous les tabétiques, soit une lésion prétendue paralytique, mais sans aucun symptôme de cette affection, soit un signe quelconque de l'aliénation mentale et sans aucune lésion caractéristique. Or, nous l'avons dit, ni une seule lésion, ni un seul symptôme — et quels qu'ils soient d'ailleurs — ne suffisent pas pour diagnostiquer la paralysie générale. Pour avoir cette dernière il faut des preuves plus nombreuses et plus évidentes. Eh bien, ainsi constituée, la paralysie générale est exceptionnelle dans le tabes.

Il est une tradition — très louable d'ailleurs — parmi les médecins des hôpitaux de Paris, que, lorsque quelqu'un d'entre eux étudie plus spécialement une question, les autres l'y aident. Aussi, tous, collègues ou autres médecins, lui envoient-ils des malades, si bien qu'en peu de temps il peut en réunir plusieurs cas dont il a besoin.

De même, pour les cas qui nous occupent, M. Raymond dit, que l'association du tabes avec la paralysie générale est très fréquente, puisqu'il en a observé, dans un court laps de temps, plusieurs cas. Or, tandis qu'il en a observé, lui, plusieurs, d'autres, au contraire et non moins intéressés, n'en ont observé pas du tout ou exceptionnellement.

Nous connaissons des médecins des hôpitaux qui, quoique possédant une longue carrière médicale, n'ont jamais vu de ces cas. Au contraire, il n'est pas de service hospitalier, qui, au cours d'une année, n'ait reçu un ou plusieurs tabétiques et même paralytiques généraux.

Actuellement, dans le service de M. Joffroy, nous avons trouvé 15 tabétiques qui, bien que leur affection remonte à 13 et 30 ans, ne présentent aucun trouble mental. En voici une, plus particulièrement, qui, en même temps qu'elle est tabétique depuis 30 ans, est encore morphinomane et nicotinomane depuis 20 ans et qui ne manifeste aucun indice d'une aliénation. C'est elle-même, du reste, qui nous a fourni tous les renseignements sur sa vie, vie, soit dit en passant, pleine d'événements de toutes sortes.

Si, véritablement, la paralysie générale était la seconde moitié d'une affection tabético-cérébrale, elle aurait dû déjà apparaître. Car, dans tous les cas, publiés jusqu'à présent, la paralysie générale s'est montrée entre 8 et 12 ans, et rarement vers la quinzième année du tabes. Certes, nous connaissons des cas de tabes qui ont versé dans la paralysie générale au bout de 20 et 25 ans. Mais ces cas sont exceptionnels, puisqu'on n'en compte que deux ou trois exemples.

Parmi les malades de M. Joffroy, il y en a deux qui présentent des idées de persécution et qui ne sont, cependant, qu'à la première période de leur tabes.

Dans le service de M. Charcot il y a, en ce moment, à peu près 25 tabétiques, hommes ou femmes, qui, tous, présentent quelque chose d'anormal au point de vue de leur tabes, mais rien du côté de la cérébration.

D'ailleurs, M. le professeur Charcot a bien voulu nous dire n'avoir observé, en tout, que trois ou quatre cas de tabes avec paralysie générale. Or, Dieu sait, s'il en passe, des tabétiques et à toutes les périodes de la maladie, par sa clinique !

On ne saurait, cependant, nous dire que, étant donné, d'une part, que le tabes et la paralysie générale sont relativement rares chez la femme et que, de l'autre, on ne soigne à la Salpêtrière que les femmes, il résultera nécessairement que l'association, elle-même, de ces deux affections sera rare à la Salpêtrière. Car, du moment que ces deux affections sont deux moitiés d'un tout, le sexe importe peu, elles devraient se réunir toujours et partout dans la même proportion.

Toutefois, voyons quelle en sera la proportion chez les hommes.

Dans le service de M. Déjerine il y a plus de 100 tabétiques, dont aucun ne présente de troubles psychiques bien que leur tabes date depuis bien longtemps. De plus, cet auteur nous a dit qu'il y a, dans la section des aveugles, 25 tabétiques, qui sont amaurotiques depuis 30 ans, sans que le moindre indice puisse nous faire supposer un travail morbide du côté du cerveau.

Peut-être en trouverions-nous davantage dans les services des aliénés?

M. A. Voisin n'en a jamais vu, bien que, nous dit-il, à un moment donné il eût pu avoir, dans son service, jusqu'à 200 paralytiques généraux.

Aujourd'hui, dans son service, nous avons trouvé une jeune femme qui est tabétique depuis 3 ans et amaurotique depuis 18 mois et qui, en même temps, présente des idées de persécution et des hallucinations de la vue.

A propos des idées de persécution, contrairement à ce que soutient M. Rougier, nous n'avons constaté aucune relation entre elles et le tabes.

Au contraire, nous avons souvent rencontré des persécutés qui, ainsi que l'a signalé M. Pierret, se plaignent « des éclairs qu'on leur lance » dans les jambes, « des coups de canif qu'on leur donne » etc., ce qui, évidemment, n'a rien avec le tabes, ni les tabétiques.

Chez M. Charpentier, à Bicêtre, il y a actuellement 30 paralytiques, dont un seulement est, en même temps, tabétique à proprement parler. Chez un autre, qui, deux ans avant l'explosion des troubles mentaux, a été soigné pour une myélite, nous avons constaté une démarche hémiplégique avec exagération inégale des réflexes rotuliens. Les autres ne présentent rien de particulier.

La proportion du tabes chez les paralytiques généraux serait, d'après sa propre statistique, de 5 0/0.

Dans le service de M. Deny, il y a actuellement 27 paralytiques généraux, dont deux seulement sont tabétiques en même temps.

A Sainte-Anne, M. Dagonet, en l'absence de M. Dubuisson, nous a déclaré que, sur 120 paralytiques (hommes) qui se trouvent en ce moment dans le service de ce dernier, il n'y en avait pas un qui fût en même temps tabétique. Pour être plus sûr il a bien voulu examiner, devant nous, toutes les observations. D'ailleurs, M. Dubuisson a confirmé, lui-même, ce résultat négatif.

Chez M. Bouchereau (division des femmes) il n'y a que huit paralytiques, et dont aucune n'est tabétique.

Sur un grand nombre de paralytiques (112 femmes et 335 hommes, en moyenne) qu'il reçoit par an, M. Magnan n'a que très rarement constaté la présence du tabes.

Tous ces renseignements nous ayant été fournis par les auteurs tout à fait désintéressés dans la question, ils doivent, par conséquent, être considérés comme l'expression d'une vérité absolue.

En finissant nous tenons à remercier tous les auteurs que nous venons de citer pour la gracieuseté et l'empressement qu'ils ont mis pour nous répondre.

Enfin, nous sommes heureux de constater que leurs opinions concordent parfaitement avec celle que nous défendons, à savoir : indépendance clinique complète de ces deux affections et rareté relative de leur association.

## CONCLUSIONS

1. — Le tabes dorsalis est une affection d'origine centrale, caractérisée par une lésion progressivement systématique (conceptions de Pierret et Flechsig) du système sensitif cérébro-spinal, au même titre que la sclérose latérale amyotrophique par exemple, avec cette différence, toutefois, qu'ici le substratum anatomique est le système moteur cérébro-spinal.

2. — La paralysie générale est une affection d'origine centrale, caractérisée par une lésion éminemment diffuse de l'axe cérébro-spinal, au même titre que la sclérose en plaques par exemple.

3. — Donc, à ce seul point de vue ces deux affections, tabes et paralysie générale, diffèrent complètement l'une de l'autre.

4. — Le tabes dorsalis et la paralysie générale, comme toutes les autres affections névropathiques du reste, supposent toujours un terrain préparé d'avance, une prédisposition organique, soit héréditaire, soit acquise ; les autres causes, souvent nécessaires — et quelles qu'elles soient d'ailleurs — ne sont que des adjuvants ou causes secondaires.

5. — Or, parmi ces dernières, la syphilis, de par sa fréquence, de par sa qualité d'agent pertubateur de l'organisme par excellence, occupe, peut-être, le premier rang.

6. — C'est donc en vertu de la communauté de leur terrain et nullement de celle de leur graine que le tabes et la

paralysie générale se rapprochent l'un de l'autre, ainsi, d'ailleurs, que de toutes les affections nerveuses ou autres, issues de la même souche.

7. — Or, étant admis que toutes affections névropathiques, différents rameaux du même arbre généalogique, présentent la même origine, il est logique, croyons-nous, d'admettre aussi qu'elles peuvent, en vertu de ce lien de parenté qui les unit, se rencontrer chez le même individu.

8. — Mais, même alors qu'elles sont réunies chez le même malade, ces affections, quoique de la même famille, doivent néanmoins rester indépendantes l'une de l'autre, de par les caractères essentiels dont chacune d'elles se distingue.

9. — Eh bien, étant donné que le tabes dorsalis et la paralysie générale présentent, ainsi que nous venons de voir, des caractères propres, il est logique d'admettre, ici comme ailleurs, l'indépendance complète, alors même qu'elles sont réunies chez le même malade.

10. — L'association du tabès dorsalis avec la paralysie générale classique est relativement rare.

## BIBLIOGRAPHIE (1).

### I. — Anatomie normale et pathologique.

**Achard.** — Sur la sclérose névroglique. *Bull. de la Soc. anat.*, 1890, p. 200.

« — Sur la sclérose dans les nerfs optiques, *eodem loco*, p. 400.

« — Voir Joffroy.

**Adamkiewitz.** — Beiträge zur Kenntniss über die Veränderungen der Rückenmarksstränge bei Tabes dorsalis. *Arch. f. Psych. u. Nervenk*, 1880, h. 3.

« — Die Blutgefässe des Rückenmarks des Menschen. *Sitzungsb. der K. K. Akad. der Wissenschaft zu Wien.*, 1882, p. 101.

« — Die anatomischen Processe der Tabes dorsalis. *Neurol Centralbl.*, 1885, t. XC.

**Babinski.** — Atrophie musculaire d'origine cérébrale avec intégrité des cornes antérieures de la moelle et des nerfs moteurs. *Soc. de biol.*, 20 février 1886, p. 77.

**Bechterew.** — Ueber die Bestandtheile der Hinterstränge des Rückenmarks. *Neurol. Centralbl.*, 1885.

« — Ueber die Hinteren Nervenwurzeln, ihre Endigung in der grauen Substanz des Rückenmarks und ihre centrale Fortsetzung in letzteren. *Arch. f. Anat. et Physiol.* 1887, t. XVIII. p. 126.

1. Les ouvrages qui ne sont pas cités dans le texte. Voir p. 28.

« — Ueber die Rindecentra sphincteris ani und Vesicae; nach der Versuchen von J. Meyer. *Neurol. Centralbl.*, 1893, 1er février.

**Bernhardt.** — Beiträge zur Pathologie der Tabes dorsalis. *Allg. Zeitsch. f. klinisch. Medecine* Bd. XIV, h. 3.

« — Ueber apoplectiforme (und epileptiforme) Anfälle in frühen Stadien oder im Verlaufe der Tabes. *Arch. f. Psych. u. Nerv.*, 1883, XIV, p. 135.

**Binswanger.** — Die pathologischen Histologie der Dementia paralytica. *Jen. Zeitsch. f. naturwissensch.* Sitz. t. XVIII.

**Blocq et Onanoff.** — Sur un cas d'association tabético-hystérique suivie d'autopsie; tabes supérieur incipiens avec lésions des noyaux bulbaires. *Arch. de méd. expérimentale*, 1892, n° 3, p. 387.

**Bonnet.** — De la paralysie générale comme cause prédisposante pathologique aux fractures. *Gaz. des hôp.* 1876.

**Borgherini.** — Die pseudo-systematischen Degeneration des Rückenmarks im Folge von chronischen Lepto-meningitis. *Med. Jahrbücher*, 1887, p. 21.

« — Ueber einem Fall frühzeitiger Muskelatrophie cerebralen ursprungs. *Deutsch. Arch. f. Klin. Med.*, 1889, t. XLV, p. 529.

« — *Id.* in *Neurol. Centralbl.*, 1890, p. 545.

**Bouveret.** — Observation de cécité complète par lésion corticale. *Lyon méd.* 1887.

**Christian.** — De la nature des troubles musculaires dans la paralysie générale des aliénés. *Ann. méd. psych.* 1879, t. I, p. 32.

« — Mal perforant du pied dans la paralysie générale. *Union méd.* 1882.

« — Sur la prétendue fragilité des os chez les paralytiques généraux. *Ann. méd. psych.*, 1885, juillet.

**Claus.** — Veber Erkrankungen des Rückenmarks bei Dementia paralytica und ihr Verhalten zum Kniephänomen und verwandten Erscheinungen. *Allg. Zeitsch. f. Psych.* 1881, Bd. XXXVIII, H. 2 et 3.

**Dana.** — Nature and cases of sclerosis of the Spinalcord. *The N. Y. Med. Record* 1892, p. 29.

**Dieulafoy.** — De l'artérite cérébrale syphilitique. *Gaz. hebd. de méd. et de chir.* 1892, p. 570.

**Dejerine.** — Paralysie générale; troubles trophiques cutanés, pemphigus; lésions de la moelle et des extrémités nerveuses périphériques. *Arch. de physiol. norm. et path.*, 1876.

« — Recherches sur les névrites périphériques dans le tabes... *Arch. de physiol...* 1883-1884, p. 72 et 23.

« — Du rôle joué par la ménigite spinale postérieure du tabes dans la sclérose combinée, *ibid.* 1884, n. 3, p. 317.

« Etude clinique et anato-pathologique de l'atrophie musculaire des tabétiques. *Revue de méd.*, 1889. Févr. Mars et Avril.

« — Du rôle joué par les lésions des racines postérieures dans la sclérose médullaire des ataxiques, *Sem. méd.* 1892, n° 63.

**Déjerine et Sollier.** — Nouvelles recherches sur le tabes périphérique. *Arch. de méd. expér.*, 1889, p. 251.

**Duret.** — Note sur les artères nourricières et les vaisseaux capillaires de la moelle épinière. *Prog. méd.* 1873, p. 284.

**Duterque.** — Des lésions ophtalmoscopiques dans la paralysie générale. *Ann. med. psych.*, 1882.

**Ebstein.** — Zur Lehre von der aechten cerebralen Glosso-labio-pharyngæ Paralysie. *Virchow's Arch.* 1891. Bd. CXXIV, p. 334.

**Eichhorst.** — Das Verhalten des Patellarveshnenreflexe bei Tabes dorsalis cervicalis. *Virchow's Arch.* 1891, p. 25.

**Eisenlohr.** — Zur pathologischen Anatomie der syphilitischen, Tabes dorsalis. *Arch. f. Psych. u. Nerv.*, 1891. Bd. XXIII.

**Ewald.** — Ein unter dem klinischen Bilde der Tabes verlaufender Fall von syphilitischen Rückenmarkserkrankung. Berlin. *Klin. Wochensch.*, 1893, p. 284.

**Féré (Ch.)** — Anatomie médicale du système nerveux. Paris 1891.

**Flechsig.** — Ist die Tabes dorsalis eine « Systemererkrankung. »? *Neurolog. Centralbl.*, 1890, pp. 33 et 72.

**Flechsig et Hosel.** — Die Centralwindungen einer Centralorgan der Hinterstränge. *Ibid*, n. 14.

**Frölich.** — Deux cas de fracture spontanée chez un paralytique générale. *Revue méd. de l'Est*, 1890.

**Fürstner.** — Spinalen Erkraukungen bei progressiver Paralysie. *Arch. f. Psych. u. Nerv.*, 1887, Bd. XVIII, h. I.

« — Zur Pathologie und pathologischen Anatomie der progressiven Paralysie, insbesondere über Veränderungen des Rückenmarks und die peripherien Nerven. *Arch. f. Psych.*, 1892, XXIV, p. 83.

**Goldflam.** — Ueber das Wiederscheinen der Sehnenreflexe bei Tabes dorsalis. *Berlin Klin. Wochensch.*, 1891, h. 8.

**Gombault.** — Note sur deux cas de dégénérescence ascendante occupant à la fois le faisceau de Burdach dans la moelle épinière et le faisceau cunéiforme dans le bulbe. *Soc. Anat. et Gaz. heb. de méd. et de chir.*, 1891.

**Hamilton (Mc Lane).** — The value of absent « tendon-reflexe » as a diagnostic sign en locomotar ataxia, with an analysis of eight cases. *Brit. med. and Surg. Journ.* V. XCIX, n° 25.

**Hayem.** — De la paralysie générale précédée d'une affection médullaire. *Gaz. des hôp.*, 1866.

**Hebold.** — Beiträge zur Casuistic der Psychosen bei Tabes dorsalis. *Allg. zeitsch. f. Psych.* t. XLIV, h, I.

**Higier.** — Beitrag zur Pseudo-tabes s. tabes peripherica, *Deutsch. med. Wochensch*, 1891, n. 34, 1007.

**Hoppe.** — Zur Kenntniss der syphilitischen Erkrankungen des Rückenmarks und der Brücke. Berlin. *Klin. Wocheuca.*, 1893, 6 Mars.

**Jackson (H). and Taylor (J).**— Remarks on a case of return of Knee-jerks after hemiplegia in a tabetic. *Brit. Journ. of Med. Sc.*, 1891. 11 juillet.

**Jendrassik.** — Ueber die Localisation des Tabes dorsalis. *Deutsch. Arch. f. Klin. Med.* 1888. XLIII, p. 544.

**Joffroy et Achard.** — Note sur un cas de sclérose latérale amyotrophique. Lésions centrales limitées à la moelle et au bulbe, névrite périphérique avec atrophie musculaire aux membres inférieurs. *Arch. de méd. expérim.*, 1890, p. 434.

« — Contribution à l'étude de l'atrophie musculaire chez les hémiplégiques, *ibid.*, 1891, p. 780.

« — Gangrène cutanée du gros orteil chez un ataxique. Considérations sur le rôle de la névrite périphérique dans l'ataxie, *ibid.*, 1889, p. 241. Pl. VII.

« — Névrite périphérique d'origine vasculaire, *ibid.*, 1890. p. 229. Pl. VII.

**Joffroy et Etienne.** — Contribution à l'étude de la syphilis cérébrale, *ibid.*, 1891, N° 3, p. 417.

**Joffroy.** — Anatomie pathologique de la paralysie générale. *Congrès de Blois.* 1892. Août. *Bull. méd.* 1892, p. 1139.

**Jolly.** — Ueber die pseudobulbär Paralyse Arch. f. Psych.; 1885. Bd. XV. H. 3.

**Kahler et Pick.** — Neuer Fall von Misbildung eines menschlichen Rückenmarks. *Prag. Zeitsch. of. Med.*, 1881, N° 4.

« Voir : *in Arch. f. Psych.*, 1880, t. X, pp. 179 et 287.

**Köberlin.** — Ueber die art and Häufigkeit der Erkrankung des Rückenmarcks bei progressiver Paralyse. *Zeitsch. f. Psych.* 1890. Bd. XLVI, p. 577.

**Koch et Marie.** — Contribution à l'étude de l'hémiatrophie de la langue. *Revue de méd.*, 1891 p. 1.

**Krauss (Ed.).** — Beiträge zur pathologischen Anatomie der Tabes dorsalis. *Arch. f. Psych.*, 1891. H. 24 a 25. *Ibid.* 1892. H. 2 et 3.

**Klippel.** — Histologie de la paralysie générale. *Arch. de méd. expérim.*, 1891, 1er septembre et 1892, 1er septembre.

« — Des pseudo-paralysies générales arthritiques. Revue de méd. 1892 Mars.

« — Des pseudo-paralysies générales névritiques. *Gaz. heb.*, 1893, n° 5.

**Klein.** — Augenspiegel-Studien bei Geisteskranken. *Allg. Wien. med. Zeitsch.*, 1876, n° 31.

**Krnofelet et Bikeles.** — Ueber die Genese und die patholog. anat. Grundlage des Grossenwahnes bei paralyse progressiver Paralyse. *Allg. Zeitsch. f. Psych.*, 1892, t. XLIX. H. 3.

**Kuh (S.).** — Ein Fall von tabes dorsalis mit meningitis cerebrospinalis syphilica. *Arch. f. Psych.*, 1891, n° 22.

**Lancereaux.** — Traité d'anatomie pathologique. Paris, t. II.

**Lenhossek.** — Ueber Verlauf der Hinterwurzeln im Rückenmark. *Arch. f. mikrosc. Anatomie*, 1889. Bd. XXXIV, p. 157.

**Lissauer.** — Beitrag zum Faserlauf im Hinterhorn des menschlichen Rückemmarks und zum Verhalten desselben bei Tabes. *Arch. f. Psych.*, 1886, *t. XVII*, p. 377.

« — Sehhugelerkrankung bei progressiver paralyse. Deutsch. med. Wochensch., 1890, n° 26.

**Weiger.** — Ueber Veränderungen der Clarke'schen Säulen bei Tabes dorsalis. *Fortschrit. der Tel.*, 1881. Fev.

**Magnan** — Recherches sur les centres nerveux. Paris, 1876.

« — Paralysie des nerfs crâniens au début de la paralysie générale. *Soc. de biol.* 1877 et *Arch. de physiol.* 1877, p. 840.

« — Localisations cérébrales dans la paralysie générale. Rev. de méd. et de chir., 1878, p. 31.

**Magnan et Mierzewjeski.** — Des lésions des parois ventriculaires. *Arch. de physiol.*, 1873, pp. 53 et 195.

**Mendel.** — Die pathologischen Anatomie der Dementia paralytica. *Neurol. Centralbl.*, 1873, pp. 53 et 195.

**Minor.** — Hemi-und Paraplegie bei Tabes dorsalis. *Zeitsch. f. Klinisch. Med.*, 1891.

**Obermeier.** — Zur Lehre von der Degeneration des Rückenmarks bei der progressiven Paralyse der Irren. *Arch. f. Psych.*, 1873, p. 181.

**Oppenheim.** — Ueber Vagus-Erkrankung im Verlauf der Tabes dorsalis. *Neurol. Centralbl.*, 1881, p. 516.

« — Uber einen Fall von combinirter Erkränkung der Rückenmarksstränge ind Kindersalter. *Arch, f. Psych.* 1891, p. 274.

**Et Siemerling.** — Ueber die acute Bulbärparalyse und die Pseudo-Burbärparalyse. *Charite Annalen*, 1887, t. XII, p. 321.

**Pick.** — Neue Fälle von Heterotopie grauer Substanz un menschlichen Rückenmarks. *Prag. med. Wochensch.*, 1881, nn. 10 et 11.

« — Ueber peripherische Neuritis im Verlaufe der Dementia paralytica, nebst Bemerkungen über die complication dieser letzteren mit Imbecillaet. *Berl. Klin. Wochensch.*, 1890, 24 novembre.

**Pierret.** — Altération de la substance grise dans l'ataxie locomotrice. *Arch. de physiol.*, 1870, p. 599.

« — Sclérose des cordons postérieurs dans l'ataxie locom. *Ibid.* t. IV, 1871-72, p. 364.

« — Cas de sclérose primitive du faisceau médian des cordons postérieurs, *ibid.*, t. V, p. 74, 1873.

« — Essai sur les symptômes céphaliques du tabes dorsalis. *Th. de* Paris, 1876.

**Rabenau.** — Ueber das Verhältniss der Kornhenzellen-Myelitis zur progressiven Paralyse der Irren. *Arch. f. Psych.* Bd. IV, p. 317.

**Simon.** — Ueber das Vorkommen von Kornchenzellen im Rückenmarke. Centralbl. f. méd. Wisensch., 1876.

**Schaw.** — Degeneration of the peripheral nerves in locomotar ataxia. *Journ. of. n. and ment. Sc.*, 1888, fuli.

**Schultze.** — Beitrag zur Lehre von der secundären Degeneration im Rückenmarke des Menschen, nebst Bemerkungen über die Anatomie der Tabes. *Arch. f. Psych.*, 1883, t. XIV, p. 359.

**Strümpell.** — Beitrag zur Pathologie des Rückenmarks. Die pathologischen Anatomie der Tabes. *Arch. f. Psych.*, 1882, p. 723.

**Takacz.** — Eine neue Theorie der ataxie locomotrix. *Centralbl. f. die med. Wissensch.*, 1878, n. 50, *et Arch. f. Psych.* t. IX, p. 663.

**Tüczek.** — Ueber Veränderungen im Centralnervensystem, speciell in den Hintersträngen des Rückenmarks bei Ergotismus. *Arch. f. Psych.*, 1882, t. XIII, p. 99.

**Westphal.** — Ueber ein frühes Symptom der Tabes dorsalis. *Berl. Klin. Wochench.*, 1878, n. 1.

« — Ueber das Verschwinden und die Localisation des Kniephänomen. *Ibid.*, 1881, n. 1 et 2.

« — Ueber einen Fall von grauer Degeneration des Centralnervensystems, nebst Bemerkungen über Nervendehnung. *Charite-Annalent.* VIII, p. 373, 1881.

« — Ueber eine dem Bilde der cerebrospinalen grauen Degeneration ähnliche Erkrankung des centralen Nervensystems ohne anatomischen Befund. *Arch. f. Psych.* XIV, p. 87, 1881.

« — Faits de tabes avec troubles psychiques et parésie des globes oculaires. *Soc. méd. de la Charité de Berlin*, 1883, séance du 15 févr.

**Weigert.** — Zur pathologischen Histologie des Neurogliafasergerüsts. *Centralbl. f. alleg. Pathol. u. path. Anat.* t., I, 1890, p. 730.

**Zacher.** — Beiträge zur Pathologie u. pathologischen Anatomie der progressiven Paralyse. *Arch. f. Psych. Bd*, XIV, h. 3, 1883.

« — Ein Fall von progressiver Paralyse complicirt mit amyotrophischer Lateralsclerosis. *Neurol. Centralb.*, n. 23, 1886.

« — Ueber das Verhalten der markhaltiger Nervenfasern in der Hirnrinde bei der progressiven Paralyse und bei andern Geisteskrankheiten. *Arch. f. Psych. Bd.* XVIII, h. 1, 1887.

## Symptomatologie.

**Baillarger.** — Recherches sur les maladies mentales. Paris, 1892.

**Ball.** — Leçons sur les maladies mentales. Paris, 2e édition, 1891.

**Ballet.** — Les idées de grandeur en pathologie mentale. *Gaz. hebd. de méd. et de chir.*, 1892, n. 29 et 30.

« — Des rapports du tabes et de la paralysie générale, *Soc. méd. des hôp.*, 22 et 29 avril.

**Barthélemy.** — Du mal perforant dans la paralysie générale. Th. de Parit, 1890.

**Berbez.** — Tabes précoce et hérédité nerveuse. *Prog. méd.*, n. 30, 1887.

**Berger.** — Ueber die Nosologie der Tabes dorsalis. *Centralbl. f. Nervenkr*, 1880, n° 5.

**Bernhardt.** — Ueber apoplectiforme (und epileptiforme). Anfälle in frühen Stadien oder im Verlaufe des Tabes. *Arch. f. Psych.*, 1883, p. 135.

**Bettencourt-Rodriguez.** — Contribution à l'étude des réflexes dans la paralysie générale des aliénés. *Th. de Paris*, 1886.

**Billot.** — De l'amaurose et de l'inégalité pupillaire dans la paralysie générale. *Ann. méd. psych.*, 1865.

**Bitot et Sabrazès.** — Analgésie et atrophie des testicules dans l'ataxie locomotrice progressive. *Revue de méd.*, 1891.

**Blanche-Edwards.** — De l'hémiplégie dans quelques affections nerveuses. *Th. de Paris*, 1889.

**Blocq.** — Migraine ophthalmique dans la paralysie générale. *Arch., de Neurol.*, 1890., n° 54.

— Diagnostic des affections qui ont été rapprochées cliniquement du tabes — *Gaz. des Hôp.* 1890, n° 35.

**Bonnet.** — De la paralysie générale comme cause prédisposante pathologique aux fractures. *Gaz. des Hôp.*, 1876.

**Boryskiewictz.** — Ophtalmoscopische Beobachtung an 171 Geisteskranken... *Allg. Wien. med. zeitsch.* 1882, p. 185.

**Bouchard.** — Perte des réflexes tendineux dans le diabète sucré *Congrès de Blois*, 1884, n° 225.

**Bouveret.** — Observation de cécité totale par la lésion corticale. *Lyon méd.* 1887.

**Boy.** — Etude clinique sur l'œil dans la paralysie générale. *Th. de Paris*, 1879.

**Camuset.** — Crises d'hystérie chez l'homme atteint de paralysie générale. *Ann. méd. psych.*, 1881, p. 220.

**Carré.** — Des rapports de l'ataxie locomotrice avec la paralysie générale. Gaz. des hôp., 1865.

**Charcot.** — Œuvres complètes, t. II.

« — Leçons du mardi, 1887-1888.

« — Sclérose en plaques et ataxie locomotrice. *Gaz. des hôp.*, 1868-1869.

« — Sclérose en plaques et paralysie générale. *Semaine méd.*, 1892, n. 5.

**Christian.** — De la nature des troubles musculaires dans la paralysie générale des aliénés. *Ann. méd. psych.*, 1879.

« — Mal perforant du pied dans la paralysie générale. *Union méd.*, 1882.

« — Sur la prétendue fragilité des os chez les paralytiques généraux. *Ann. méd. psych*, 1885, juillet.

« Paralysie générale chez un héréditaire. *Ibid.*, 1885, t. II, p. 215.

**Clouston and Savage.** — General paralysis in twins. *The Journ. of. ment.* Sc., 1889, avril.

**Courtois-Suffit.** — Tabes et paralysie générale. *Gaz. des hôp.*, 1893, n. 12.

**Déjerine.** — Des paralysies au cours du tabes. *Méd. mod.*, 1890, p. 245.

**Demange.** — Chute spontanée des ongles et crises gastriques et laryngées chez les tabétiques. *Rev. de méd.*, 1882, n. 3.

**Duterque.** — Des lésions ophtalmoscopiques dans la paralysie générale. *Ann. med. psych.*, 1882.

**Eichhorst.** — Das Verhalten des Patellar-Sehnenreflexe bo Tabes dorsalis cervicalis. *Virchow's Arch.* 1891, F. I, p. 25.

« — Traité de path. interne. Trad. franc. Paris, 1889.

**Eisenlohr.** — Ueber pseudotabischen Symptôme bei Lues. *Soc. méd. de la Charité de Berlin.*, 1888, 20 nov.

**Falret.** — Recherche sur la folie paralytique, Paris, 1853, p. 113.

**Fournier.** — Des troubles psychiques dans la période préataxique du tabes spécifique. *Encephal.*, 1884, n. 6.

« — Leçons sur la période préataxique du tabes spécifique. Paris, 1885.

**Frölich.** — Deux fractures spontanées chez un paralytique général. *Rev. méd. de l'Est*, 1890, n. 18.

**Girodeau.** — Des accidents vertigineux et apoplectiformes dans le cours des maladies de la moelle. Th. de Paris, 1881.

**Goldflam.** — Ueber das Wiederscheinen der Schnenreflexe bei Tabes dorsalis Berlin. *Klin. Wochensch.*, 1891. t. XXVIII H. 8.

« — Ueber die Ungleichheit der Kniephenomen bei Tabes dorsalis. *Neurol. Centralbl.*, 1888, n. 19 et 20.

**Goldstein.** — Ein Fall von Tabes dorsalis mit Geisterstovung. (idées de persécution). *Centralbl. f. Nervenkr.* 1883, n. 15.

**Grasset** (de Montpellier). — Traité des maladies du système nerveux, 1886.

**Gruet.** — Etude clinique sur les troubles intellectuels dans l'ataxie locomotrice progressive. Th. de Paris, 1882.

**Guinon et Souques.** — Association du tabes avec le diabète sucré. *Arch. de Neurol.* 1891-92, n. 66, 67 et 68.

**Hamilton** (Mc. L.). — The value of absent « tendon-réflex » as a diagnostic sign in locomotar ataxia, with an analysis of eight cases. *Brit. med. and. surg. Journ.* V. XCIX, n. 25.

**Jackson.** (H). and. **Taylor** (J). — Remarks on a case of return of Knee-jerks after hemiplegia in the tabetic. *Brit. med. and. Surg. Journ.*, 1891. Juli 11.

**Jaccoud.** — Les paraplégies et l'ataxie du mouvement. Paris, 1864.

« — Traité de pathologie interne, t. III. Paris, 1888.

**Jandrassik.** — Zur Untersuchungs Methode des Kniephänomene. *Neurol. Centralb.*, 1885. N° 18.

**Joffroy.** — Note sur les réflexes tendineux dans la paralysie générale. *Arch. de physiol.* 1881.

« — Phénomènes bulbaires précoces dans l'ataxie locomotrice progressive. *Congrès d'Alger*, 1881, p. 810 et *Progrès méd.* 1881, p. 579.

« — Chute spontanée des ongles chez les ataxiques. *Ibid.* 1882, p. 174.

« — Du pied-bot tabétique. *Gaz. hebd.* 1885., n° 48.

« — Des rapports du tabes et de la paralysie générale. *Soc. méd. des hôp.* 1892, 16 mai.

« — De la folie choréique ; définition et nature de la chorée. *Sem. méd.* 1893, p. 89.

**Jolly.** — Tabes complicit mit Muskelatrophie. *Berlin. Klin. Woch.*, 1891. p. 572.

**Kirn (L.)** — Zur grauen Degeneration des Rückenmarks in ihrer Beziehung zu den Psychosen. *Allg. Zeitsch. f. Psych.*, 1868., t. XXIV, p. 114.

**Krafft-Ebing.** — Ueber Tabes dorsalis mit finaler Geistesstörung. *Ibid.* 1872, t. XXVIII, p. 578.

**Lecoq.** — Etude sur les accidents apoplectiformes qui peuvent compliquer le début, le cours, la fin de l'ataxie. *Rev. de méd.*, 1882. Juin.

**Lemoine et Lecordonnier.** — Des troubles moteurs dans la paralysie générale. *Gaz. de Paris*, 1888, n° 44,45.

**Leyden.** — Traité clin. des maladies de la moelle. *Trad. française*, 1879. Paris.

**Luys.** — Traité des maladies mentales. Paris, 1881.

**Mabille.** — Mal perforant chez un paralytique. *Bull. Soc. med. de la Rochelle*, 1887.

**Magnan.** — Phénomènes spinaux dans la paralysie générale. *Journ. de méd. et de chir. pratique*, 1878.

« — Leçons sur les maladies mentales, Paris, 1893.

**Marandon de Montyel.** — Du mal perforant dans la paralysie générale. Encéphal., 1888.

**Marie (A.).** — Des troubles oculaires dans la paralysie générale. *Thèse de Paris*, 1890.

**Marie.** — Maladies de la moelle épinière. Paris, 1892.

**Marie et Walton.** — Des troubles vertigineux dans le tabes. *Revue de Médecine*, 1883, p. 42.

**Marina.** — Zur symptomatologie der Tabes mit besonnerer Rücksicht auf Ohren — Kehl — und Schlundkopf. *Arch. f. Psych.*, 1882, t. XXI, p. 156.

**Mendel.** — Dementia paralytica der Irren. *Berlin, Hirschwald*, 1880.

**Michéa.** — Du délire hypocondriaque chez les déments paralytiques. *Gaz. hebd.*, 1861.

**Mickle (W.J.).** — The Knee-jerks in general paralysis. *Journ. of ment. Sc.*, 1882, octob.

**Mœli.** — Ueber die Häufigkeit der Geistesstörung bei Tabikern. *Allg. Zeitsch.* f. Psych., 1881.

« — Die Reaction der Pupillen — Geisteskranken bei Reizung sensibler Nerven. *Arch. f. Psych.*, 1882, p. 602.

« — Ueber die Pupillenstarre bei der progressiven paralyse, *ibid.* 1887. Bd. XVIII. H. I.

**Morer.** — Mal perforant dans la paralysie générale. *Gaz. hebd.*, 1882.

**Oppenheim.** — Die Beziehungen der Hemikranie zur Tabes dorsalis. *Berlin. Klin. Wochensch.*, 1884, n° 38.

**Pelizoeus.** — Ueber die Knie-phenomene im Kindesalter. *Arch. f. Psych.*, 1884, t. XIV, h. 2.

**Pierret.** — Des rapports de la paralysie générale et du tabes. *Congrès de Blois*, 1892. *Bull. méd.*, 1892, n° 64.

**Placzek.** — Combination von Tabes dorsalis und Paralyse agitans. *Deutsch. med. Wochensch.*, 1892, p. 632.

**Pitres.** — Des crises de courbature musculaire au début du tabès. *Progr. méd.*, 1884, n° 28.

**Ramadier.** — Contribution à l'étude des troubles trophiques dans la paralysie générale. *Th.* de Paris, 1884.

**Reymond.** — Art. Tabes dorsalis. in *Dict. encyclop. des Sc. méd.*

« — Topographie des lésions spinales du tabes au début, et sur la valeur systématique des lésions. *Rev. de méd.* 1891, p. 1.

« — Des rapports du tabes et de la paralysie générale. *Soc. méd. des hôp.*, 1892, 6 mai.

**Régis.** — Un cas de dystrophie et de chute spontanée des ongles dans la paralysie générale. *Gaz. méd.*, 1884.

« — Manuel des maladies mentales. Paris, 1892.

**Rendu.** — Des rapports du tabes et de la paralysie générale. *Soc. méd. des Hôp.*, 1892, 10 juin.

**Ritti** et **Christian.** — Art. Paralysie générale, *Dict. encycl. des Sc. méd.*

**Rouffinet.** — Les troubles oculaires du tabes. *Gaz. des Hôp.*, 1890.

**Rougier.** — Essai sur la lypémanie et le délire de persécution chez les tabétiques. *Th. de Lyon*, 1882.

**Rouillard.** — Des symptômes spinaux de la paralysie générale. *Gaz. des hopitaux*, 1888, n. 30.

**Savage.** — On cases of general paralysis with lateral sclerosis of spinal cord. *Journ. of. ment. Sc.* 1884, 25 avril.

« — The warning of general paralysis of the insane. Brit. Journ. 1890, 6 avril.

**Société méd. psych.** — Discussion sur les rapports de l'ataxie locomotrice avec la paralysie générale, 1864. Billod, Voisin, Bouchereau, Falret, Foville, Magnan, Moreau, Dagonet.

**Strümpell et Möbius.** — Ueber Steigerung der Sehnenreflexe bei Erkrankung peripherer Nerven. *Münch. med. Wochensch.*, 1886, n. 34.

**Thième** — De la conservation des réflexes dans l'ataxie locomotrice. *Th. de Paris*, 1881.

**Tigges.** — Ueber mit Tabes complicit psychose. *Allg. Zeitsch. f. psych.* 1871. Bd. XXVIII. H. 3.

**Voisin (A).** — Traité de la paralysie générale. Paris, 1879.

**Vulpian.** — Traité des maladies du système nerveux, Paris, 1879.

« — Observation du tabes avec phénomènes épileptiformes pendant les premières périodes de l'affection. *Rev. de méd.* 1882, février.

**Westphal.** — Ueber ein frühes Symptom der Tabes. *Bern. Klin. Wochensch.* 1878, n. 1.

« — Faits de tabes avec troubles psychiques et parésie des globes oculaires. *Soc. med. de la Charité de Berlin*, 1883, 15 février.

« — Ueber eine Fehlerquelle bei Untersuchung des Kniephänomens und über dieses selbst. *Arch. f. Psych.* 1882, p. 798.

**Williams** (Ch.) — Note of changes seen in the eyes of ten cases of general paralysis of the insane. *Bost. med. and surg. Jour.* 1881, 13 janv.

**Wiglesworth.** — Optic nerve atrophie preceding the mental symptomes of general paralysis of the insane. *Brit. Jour. of ment. Sc.* 1889, 25 septembre et octobre.

## Etiologie.

**Abadie.** — L'ataxie locomotrice est-elle d'origine syphilitique ? *Bull. de la Soc. de thérap.*, 1883, 14 mars.

**Ball et Regis.** — Les familles des aliénés au point de vue biologique. *Encéphal.*, 1883, p. 401.

**Ballet et Landouzy.** — Du rôle de l'hérédité dans la genèse de l'ataxie locomotrice progressive. *Ann. med. psych.* 1884, t. XI, p. 26 ; id. *Arch. de Neurol.*, 1884, p. 259, id. *Progr. med.*, 1884, n. 38.

**Benedikt.** — Die « Methode Benuzzi » der Behandlung der Tabes. *Wien. med. Presse*, 1892, n. 4 et 5.

**Bernhardt.** — Beitärge zur Pathologie der Tabes. *Neurol. Centralbl.*, 1890, p. 710.

« — Beiträge zur Aetiologie der Tabes, ibid., 1891, n. 27.

**Bloch.** — Ueber nevropathischen Diathese und Kniephänomene. *Arch. f. Psych.*, 1882, p. 741.

**Bouchaud.** — De la fréquence relative de la paralysie générale chez les laïques et chez les religieux. *Ann. med. psych.* 1891, juin.

**Camuset.** — De la paralysie générale d'origine syphilitique. *Ann. méd. psych.*, 1891.

**Charpentier.** — Les intoxications et la paralysie générale. *Ann. méd., psych.* 1890, 20 juin.

**Cuylits.** — Syphilis et paralysie générale. *Bull. de la Soc. de méd. ment. de Belgique*, 1890.

**Déjerine.** — L'hérédité dans les maladies du système nerveux. Th. d'agr., 1886.

**Eisenlohr.** — Zur pathologische anatomie der syphilitischen Tabes. *Arch. f. Psych.*, 1881.

**Eickholt.** — Zur Kenntniss der Dementia paralytica. *Allg. Zeitsch. f. Psych.*, 1885. Bd. XLI, h, I.

**Erb.** — Syphilis und Tabes. *Centralb. f. d. med. Wissensch.*, 1881, n. 11 et 12.

« —Zur Aetiologie der Tabes. *Berlin. Klin. Wochensch.* 1891, p. 717, id. *Volkmann's Sammung klin. Vortr.* 1892, n. 53.

**Féré.** — La famille névropathique. *Arch. de Neurol.*, 1884, t. VII, p. 1.

**Fournier.** — Syphilis et paralysie générale. *Bull. méd.*, 1893, n. 33 et 35.

**Hebold.** — Beiträge zur Casuistic der Psychosen bei Tabes. *Allg. Zeitsch. f. Psych.*, 1888. t. XLIV, h. 1.

**Klemperer.** — Traumatische Tabes, *Zeitsch. f. Med.*, 1890, h. 1 et 2.

**Meilhor.** — Contribution à l'étude de la paralysie générale considérée chez les Arabes. *Ann. med. psych.*, 1891 juin.

**Mendel.** — Syphilis und Dementia paralytica. *Deutsch. med. Wochensch.*, 1885, n. 34.

**Minor.** — Ein statistischer Beitrag zur Syphilis-Tabes-Frage. *Neurol. Centralb.*, 1892, 1 juillet, id. *Arch. de Neurol.*, 1891, mars et avril.

**Moebius.** — Ueber Tabes bei Weibern. *Centralbl. f. Nervenheilk*, 1884, n° 9.

« — Neue Fälle von Tabes bei Weibern, *ibid.*, 1884, n. 20.

« — Ueber nervose familien. *Allg. zeitsch. f. Psych.*, 1884, p. 228 et 213.

**Morel-Lavallée et Belières.** — Syphilis et paralysie générale. Paris, 1889.

**Obeisteiner.** — Syphilis und Dementia paralytica. *Arch. f. Psych.*, 1883.

**Oebeke.** — Zur Aetiologie der Allgemeinen fortschreitenden. Paralyse. *Allg. zeitsch. f. Psych.*, 1892, t. XLIX., h. 1 et 2.

**Oppenheim.** — Zur Aetiologie der Tabes. *Neurol Centralb.* 1881. Avril et juin.

**Raymond.** — Etiologie du tabes. *Prog. med.*, 1886., n. 24.

« — Syphilis et paralysie générale. *Bull. med.* 1892 n. 30.

**Siemerling.** — Statistisches und Klinisches zur Lehre von der progressiven Paralyse der Frauen... *Charite-Annalen*, 1888.

« — Zur Kenntniss der syphilitischen Erkrankungen des centralen Nervensystems. *Arch. f. Psych.*, 1890, t. XXII, h. 1 et 2.

**Strümpell.** — Ein Bemerkungen über den Zusammenhang zwischen tabes resp. progressiver Paralyse und Syphilis, *Neurol. Centralbl.*, 1886., n. 19.

« — Ueber die Beziehung der Tabes und der progressiver. Paralyse zur Syphilis. *Deutsch. med. Wochensch.*, 1889, n. 41.

**Tüczek.** — Ueber die nervosen Störungen bei der Pellagra., *ibid.* 1888, n. 12.

**Westphal.** — Ueber die Beziehung der tabes zur syphilis und... *Arch. f. Pszch.* 1880, n. 5.

« — Tabes dorsalis und Syphilis. *Neurol. Centralbl.*, 1884, juin.

Ziehen. — Beitrag zur Frage des Zusammenhanges zwischen progressiven Paralyse und Syphilis. *Neurol. Centralbl.*, 1887, n. 9.

Ziemssen. — Tabes dorsalis und Syphilis. *Berlin. Klin Wochensch.*, 1891.

Imprimerie de l'Ouest, A. Nézan, Mayenne

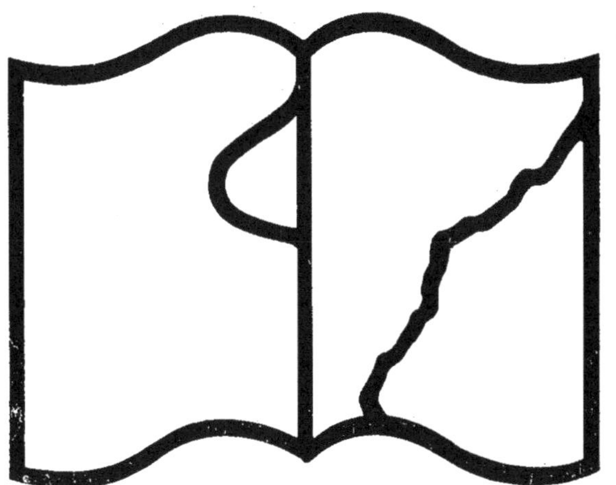

Texte détérioré — reliure défectueuse

**NF Z 43**-120-11

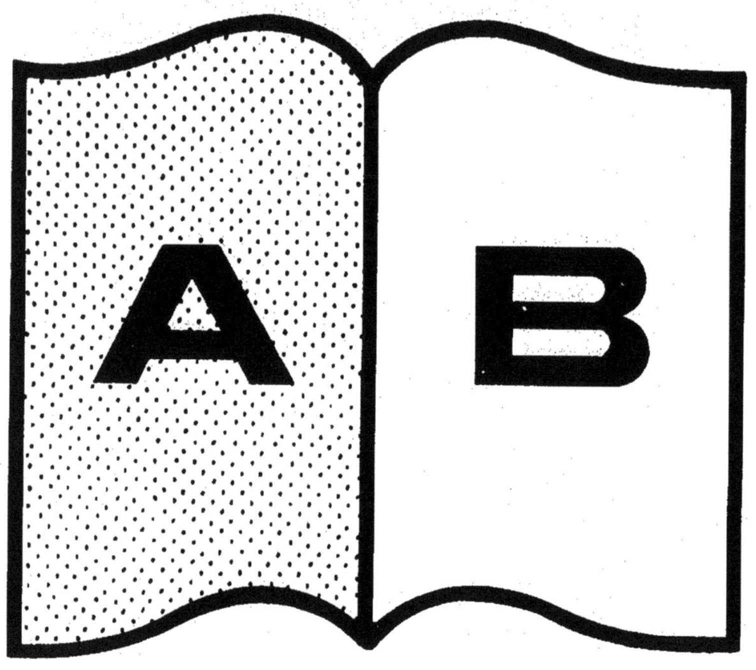


Contraste insuffisant

**NF Z 43**-120-14

www.ingramcontent.com/pod-product-compliance
Ingram Content Group UK Ltd.
Pitfield, Milton Keynes, MK11 3LW, UK
UKHW021053230726
13926UKWH00004B/1819